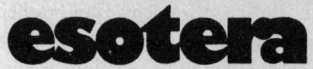

esotera

Taschenbücherei
im Verlag Hermann Bauer

Mit dieser Reihe, in der jährlich etwa acht Titel erscheinen, macht der Verlag Hermann Bauer dem interessierten Leser bedeutende Werke aus Bereichen der Esoterik und Grenzwissenschaften zu ungewöhnlich günstigen Preisen zugänglich. Der Schwerpunkt bei der Auswahl für die *esotera-Taschenbücherei* liegt auf Titeln, die dem Leser auf leicht faßliche und umfassende Weise esoterisches Wissen vermitteln, das er auch in seinem Leben anwenden kann. Die Auswahl der Werke erfolgt auf Vorschlag und in enger Zusammenarbeit mit der Redaktion der in Europa führenden grenzwissenschaftlichen Fachzeitschrift *esotera*; ein Teil der Neuveröffentlichungen geht direkt aus der redaktionellen Arbeit von *esotera* hervor.

Bisher sind erschienen:
Arabi: Die Reise zum Herrn der Macht
Archarion: Von wahrer Alchemie
Brahmachari: Yoga hilft heilen
Brunton: Entdecke dich selbst
Edwards: Geistheilung
Findley: Beweise für ein Leben nach dem Tod
Gauquelin: Kosmische Einflüsse auf menschliches Verhalten
Geisler (Hrsg.): New Age – Zeugnisse der Zeitenwende
Geisler (Hrsg.): Paramedizin – Andere Wege des Heilens
Lu K'uan Yü: Geheimnisse der chinesischen Meditation
Lütge: Carlos Castaneda und die Lehren des Don Juan
Prantl: Licht aus der Herzmitte
Ramm-Bonwitt: Yoga Nidra – Der Schlaf der Yogis
Reifler: Das I-Ging-Orakel
Schäfer: Stimmen aus einer anderen Welt
Sterneder: Tierkreisgeheimnis und Menschenleben
Sterneder: Der Wunderapostel
Wirth: Lexikon der Lebensweisheit
Zeisel: Entschleierte Mystik

Steven Halpern

Klang
als heilende Kraft

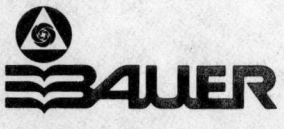

Verlag Hermann Bauer
Freiburg im Breisgau

CIP-Kurztitelaufnahme der Deutschen Bibliothek

Halpern, Steven:
Klang als heilende Kraft / Steven Halpern. [Aus e.
amerikan. Ms. ins Dt. übertr. von Luise Kösling]. –
1. Aufl. – Freiburg im Breisgau : Bauer, 1985.
  (esotera-Taschenbücherei)
  ISBN 3-7626-0616-1

Aus einem amerikanischen Manuskript ins Deutsche
übertragen von Luise Kösling.

Die *esotera-Taschenbücherei* erscheint im
Verlag Hermann Bauer, Freiburg im Breisgau.

1. Auflage 1985
© für die deutsche Ausgabe 1985 by
Verlag Hermann Bauer KG, Freiburg im Breisgau.
Alle Rechte der deutschen Ausgabe vorbehalten.
Satz: Studiodruck, Nürtingen.
Druck und Bindung: May & Co Nachf., Darmstadt.
Printed in Germany.

ISBN 3-7626-0616-1

Inhalt

Dank

Dieses Buch ist das Ergebnis vielfältiger Einflüsse. Ich kann hier nicht alle nennen, die mir Anregung gaben. Ganz besonders eingesetzt haben sich Jack Clarke und Al Glover, die mir halfen, mein eigenes Lied zu hören – und zu spielen; Itzhak »Ben« Bentov, durch dessen persönlich-beruflichen Kontakt und Beispiel mein Verständnis für die »Stimmbarkeit« des menschlichen Instruments geweckt wurde; Manfred Clynes, der den Beweis erbrachte für die Existenz der von mir intuitiv erkannten musikalischen Archetypen.

Dank sage ich Dan Kientz und Stanley Krippner, die meinen eigenen Experimenten über das Wesen der Musik zu einem guten Start verholfen haben. Herzlichen Dank auch an David Porter und Roger Wiersema von *Music Annex*, mit deren Hilfe die Musik, die ich mit meinem inneren Ohr hörte, auf Band aufgenommen werden konnte; ebenso Carl Trondhjem und Victoria Gindelie, die die alltägliche Verwaltungsarbeit bei Halpern Sounds reibungslos erledigten, so daß ich mich meiner Musik und der schriftstellerischen Arbeit widmen konnte. Ed West danke ich ebenfalls für seine Unterstützung.

Besonderen Dank auch Lou Savary, der beherzt Tausende Seiten des Rohmanuskripts in Angriff nahm und das Material gewissenhaft kürzte, ordnete und ihm den letzten Schliff gab. Schließlich danke ich noch Glenn Setty, der geduldig das Diktat von ein paar hundert Stunden übertragen und dieses Manuskript mit der Maschine geschrieben hat.

Einführung

Ziel dieses Buches ist es vor allem, Gesundheit, Frieden und Harmonie im Leben des einzelnen und in der Welt zu fördern.

Unser Planet wird durchpulst von Leben und Energie. Die Verantwortung für die körperliche Gesundheit, für die emotionale Verfassung und für die spirituelle Kreativität wurde in die Hände der Menschen gelegt. Während sich das Raumschiff Erde auf seiner Evolutionsbahn durch die Zeit bewegt, bedienen wir Menschen die Schalthebel – jeder einzelne von uns.

Das ist die Entdeckung unseres Jahrzehnts: Die Zukunft des Lebens auf der Erde liegt in unserer Hand. Der Bereich der Gesundheit ist nur eines der Gebiete, auf dem wir begonnen haben, selbst die Kontrolle zu übernehmen. In unserer Generation besinnen sich die Menschen allmählich wieder voll Zuversicht auf ihr ureigenes Recht, die Verantwortung für ihre Gesundheit selbst zu tragen. In der Zeit davor hatten viele diese Verantwortung vollkommen den Ärzten und Apothekern, ihren Freunden oder ihrer Familie, ja sogar der autoritären Stimme eines Werbespots für irgendwelche Medikamente und Mittel zur Gesunderhaltung überlassen.

Seit immer mehr Menschen ganz bewußt die Selbstverantwortung für ihre Lebensweise übernehmen, erkennen sie, daß man »nicht erst krank werden muß, damit es einem danach besser geht«. Sie fühlen sich verantwortlich für ihre Ernährung und für die Arzneimittel, die sie einnehmen.

Das Interesse an der Erhaltung der Gesundheit und an medizinischer Vorsorge entwickelte sich in bisher nie dagewesenen

Dimensionen. Heute lernen die Menschen, ihre Gesundheit als Werkzeug dafür zu gebrauchen, die eigene Ganzwerdung zu fördern. In einer stillen Revolution wird sich die Menschheit ihres Anrechts auf Gesundheit bewußt.

In diesem Buch wollen wir die Aufmerksamkeit auf ein häufig übersehenes Element der menschlichen Gesundheit richten, auf ihren akustischen Aspekt.

Wir hoffen, daß wir den Menschen klarmachen können, daß Schall jeder Art eine wichtige Zutat im Rezept für unsere Gesundheit ist, ob es sich dabei um von Instrumenten erzeugte Musik, um die Stimme eines Sängers, um das undeutliche Summen einer größeren Menschenmenge, um das Klingeln des Telefons oder um das Geläute der Kirchenglocken handelt.

Wir wollen auf einige der gefundenen Möglichkeiten hinweisen, wie Klang und Musik zur Gesunderhaltung des Menschen einzusetzen sind. Wir wollen das Handwerkszeug für die akustische Gesundheit in die Hände des Lesers legen. Wie so viele andere Menschen in unserem Zeitalter einer neuen Selbstverantwortlichkeit und eines neuen Bewußtseins erkannten wir, daß die Instrumente für ein gesundes akustisches Leben genau wie die Mittel für jeden anderen Bereich der menschlichen Gesundheit in die Hand eines jeden einzelnen gehören.

Der Klang ist eine gewaltige Kraft, die genutzt werden kann, um Gesundheit, Frieden und Harmonie herzustellen. Wir hoffen, den Leser mit Hilfe dieses Buches zu der Erkenntnis zu führen, daß er selbst zu einer Klang-Kraft in unserer Welt werden kann.

Wenn wir uns stärker bewußt werden, daß es sich bei Ton und Klang nicht nur um ein Mittel des individuellen Ausdrucks handelt, sondern auch um eine Kulturform, so kann uns das helfen, die Welt unter dem Aspekt der Akustik ebenso wahrzunehmen, wie wir sie schon seit jeher visuell in uns aufgenommen haben. Eine Landschaft wird im allgemeinen mit Begriffen sichtbarer Dinge beschrieben. Nun müssen wir lernen, eine

Landschaft auch als ein Tongemälde zu hören, das heißt, unsere Umwelt in der Sprache akustischer Ereignisse zu schildern.

Wenn es zutrifft, daß der Mensch ist, was er ißt, dann könnte man genauso sagen: Der Mensch ist, was er hört.

In den vergangenen fünf Jahrzehnten hat die akustische Umweltverschmutzung epidemische Ausmaße angenommen, ohne daß davon das Geringste zu sehen, zu riechen oder zu schmecken wäre. Es ist heute nicht mehr das Problem des einzelnen, sich vor Lärm zu schützen und etwa den Nachbarn dazu zu bewegen, die ohrenbetäubende Lautstärke seines Stereogeräts herabzusetzen. Die akustische Umweltverschmutzung ist zu einer Krankheit der ganzen Gesellschaft geworden. Fast jeder von uns ist täglich einem ungeheuren Ansturm lästiger Geräusche ausgesetzt; das fängt nicht erst beim Krach der Düsenflugzeuge und beim Rattern der Preßluftbohrer an.

Wir können aber sowohl individuell als auch als Gesellschaft mehr dagegen tun, als nur den Verlust der Stille zu beklagen und über den störenden Lärm zu jammern. Es gibt Alternativen. Wir können die Klangwelt schaffen, die wir uns wünschen.

Es ist die Absicht des Buches, nicht nur das Bewußtsein auf die schädlichen Geräusche aus unserer Umwelt zu richten, mit denen wir uns entweder bewußt abfinden oder denen wir unbewußt ausgesetzt sind, sondern auch eine Reihe von Möglichkeiten darzustellen, wie wir den Klang zu unserer Beruhigung und Heilung einsetzen können.

Wir sind der Meinung, daß einerseits das Ausmaß des uns von der Gesellschaft aufgezwungenen Lärms zu reduzieren ist und daß uns auf der anderen Seite eine gesunde »Diät« aus Klang und Musik zur Verfügung steht, die uns dazu verhelfen kann, uns zu entspannen, die Gesundheit wiederherzustellen und in den Zustand der Harmonie mit uns selbst und mit der Natur zu kommen.

Den Wissenschaftlern, die begonnen haben, die Auswirkungen von Geräuschen und Lärm auf Körper und Geist des Menschen zu erforschen, sind wir zu tiefem Dank verpflichtet. Wir selbst haben bereits eine Reihe von Untersuchungen auf diesem Gebiet vorgenommen und sind bestrebt, sie weiterzuführen. Wir hoffen, daß die in unserem Buch aufgeworfenen Fragen auch andere dazu anregen, sich mit den Problemen dieses neuen Forschungsbereichs zu beschäftigen und bahnbrechende Arbeit zu leisten.

Viele der hier enthaltenen Informationen, Erkenntnisse und Anregungen verdanken wir Menschen, die uns darüber berichtet haben, was sich bei ihrer eigenen akustischen »Diät« als besonders hilfreich oder als störend erwies. Wir begrüßen die Erkenntnisse und Erfahrungen von Menschen, die selbst die Verantwortung für ein gesundheitsförderndes akustisches Umfeld übernommen haben.

Wir hoffen, daß auch unsere Leser entdecken, daß sie selbst sofort damit beginnen können, etwas zu tun, um die akustischen Bedingungen ihres Lebensraumes zu verbessern. Dazu bedarf es weder einer speziellen Ausbildung noch besonderer Geräte. Jeder besitzt bereits alles Notwendige: das eigene menschliche Instrument.

Steven Halpern   Louis Savary
Belmont (Kalifornien)   South Belmar (New Jersey)

1. Kapitel

Bewußte Klangwahrnehmung

Bewußte Ernährung

Zum ersten Mal in ihrer Geschichte haben die Menschen ein Ernährungsbewußtsein entwickelt. Viele gewannen durch bahnbrechende Bücher von Autoren wie etwa Adelle Davis (*Let's Get Healthy* und *Let's Eat Right to Get Fit*) eine neue Einstellung zur Gesundheit. Sie begannen, selbst die Verantwortung für ihre Ernährung und deren Folgen zu übernehmen.

Da immer mehr Menschen ernährungsbewußt essen wollten, gaben sie den Anstoß zur raschen Entwicklung von Reformhäusern und Naturkostläden, die unbehandelte Produkte aus organisch-biologischem Anbau führen. Inzwischen bieten auch viele kommerzielle Hersteller ein alternatives Sortiment naturbelassener Nahrungsmittel an, die ohne künstliche Aromazusätze, ohne Konservierungsstoffe und ohne die unnötigen Bleichmittel auskommen oder einen reduzierten Fettgehalt aufweisen.

Wer heute Wert auf richtige Ernährung legt, kann bewußter und gesünder essen, als das noch vor zehn Jahren möglich war. Es gibt eine reichhaltige Auswahl und Alternativen. Man kann sich an die angebotenen Vollwertprodukte halten und alles andere weglassen.

Das akustische Bewußtsein

Jetzt ist die Zeit gekommen, auch ein waches Bewußtsein für gesunde und krankmachende Klänge und Geräusche zu entwickeln und selbst die Verantwortung zu tragen für die akustischen Reize, denen wir unseren Körper aussetzen.

Die bewußte Klangwahrnehmung ist besonders wichtig, denn obwohl wir Mund und Augen einfach allem verschließen können, was wir nicht in uns aufnehmen wollen, ist es unmöglich, unsere Ohren wirklich zu verschließen. Die Natur hat uns keine »Ohrenlider« gegeben. Auch während wir schlafen bleiben die Ohren offen und arbeitet das Hörvermögen.

Es ist eine Tatsache, daß wir Menschen vierundzwanzig Stunden täglich Schall in irgendeiner Form aufnehmen und verarbeiten. Ebenso wie wir unsere Gesundheit untergraben können, indem wir bestimmte Nahrungsmittel über einen längeren Zeitraum immer wieder zu uns nehmen, können wir auch unsere Gesundheit zugrunde richten, wenn wir über längere Zeit bestimmten Geräuschen und Lärm ausgesetzt sind.

Andererseits gilt: Genau wie der regelmäßige Genuß bestimmter Nahrungsmittel und Nahrungszusätze die Vitalität und das Allgemeinbefinden fördern kann, so vermag auch eine regelmäßige »Diät« aus bestimmten Formen von Musik und Klang unserem Körper und unserem Geist zu besserer Gesundheit zu verhelfen.

Es ist von grundlegender Bedeutung, daß wir uns bewußt werden, welchen Einfluß der Klang auf unser Leben hat, und daß wir beginnen, stärker die Verantwortung für die akustischen Reize zu übernehmen, denen wir in unserer Umwelt ausgesetzt sind. Dr. John Knowles, der ehemalige Präsident der Rockefeller-Stiftung, war der Meinung: »Der nächste große Schritt in der Gesundheitsvorsorge des amerikanischen Volkes wird es sein, daß die Menschen lernen, selbst die Verantwortung für sich zu übernehmen.«

Die Wahl gesundheitsfördernder Klänge

Wir glauben, daß wir auf dem Gebiet der Akustik damit beginnen sollten, auf uns selbst zu achten. Wir können die negativen Auswirkungen des Lärms auf unser Leben reduzieren und anfangen, das positive Potential von Musik und Klang einzusetzen, um gesünder und glücklicher zu leben. Richtig ausgewählte Klänge können dabei helfen, ein größeres Maß an physischer und psychischer Harmonie und Ausgeglichenheit zu erreichen. Das wichtigste Element bei der Wahl gesundheitsfördernder Klänge ist es, genau zu spüren, was für uns richtig und wirksam ist. Denn was Musik in den eigenen Ohren ist, kann dem Nachbarn oder einem anderen Familienmitglied lästig sein.

Wie beim Essen ist der Geschmack auch auf akustischem Gebiet bei jedem Menschen anders. Prüfen Sie die eigenen Empfindungen und Reaktionen auf verschiedene Arten akustischer »Nahrung«. Jeder hat seinen ureigenen Geschmack. Ergründen Sie, welche Klänge dazu beitragen, Sie zu nähren, und setzen Sie sie richtig ein. Zuallererst aber müssen Sie eine Beziehung herstellen zu den Klängen und Geräuschen, die Sie bereits in sich aufnehmen.

Eine Übung zur bewußten Klangwahrnehmung

Welche Geräusche hören Sie jeden Tag? Sind sie angenehm oder unangenehm?

Um sich bewußt auf die Geräusche zu konzentrieren, die von Ihrem Körper aufgenommen werden, setzen Sie sich mindestens fünf Minuten lang ruhig hin und fertigen Sie eine Liste all der verschiedenen Geräusche an, die Sie hören. Als nächstes schreiben Sie hinter jeden Punkt auf Ihrer Liste ein A (für ein angenehmes Geräusch) oder ein U (für ein unangenehmes Geräusch). Sie werden überrascht sein, was Sie dabei plötzlich erkennen.

Ein junger Mann hörte in einem Zeitraum von fünf Minuten nur ein einziges Geräusch, das ihm angenehm war: die Musik seiner eigenen Stereoanlage. Alles übrige empfand er als störend: das Dröhnen eines Motorrads, das Brummen des Kühlschranks, das Surren der Klimaanlage, das Rumpeln und Rattern eines vorbeifahrenden Lastzuges, die quietschenden Dielen im darüberliegenden Stockwerk, das Klingeln eines Telefons und die Stimmen der Nachbarn.

Geräuschempfindliche Menschen

Manche Menschen reagieren empfindlicher auf Geräusche als andere. So erzählte mir zum Beispiel ein Mann, daß ihn als Kind beim Spielen auf der Straße der Lärm eines vorbeikommenden Lastwagens dermaßen irritieren konnte, daß er sich die Ohren mit den Händen zuhalten mußte, während sich seine Spielkameraden anscheinend niemals durch das Geräusch gestört fühlten.

Genau wie manche Menschen einen hochentwickelten Geschmackssinn besitzen und noch ganz feine Geschmacksunterschiede wahrnehmen, so reagieren lärmempfindliche Menschen sehr stark auf Geräusche, besonders auf unangenehme. Sie spüren jedes Geräusch ganz deutlich in ihrem Körper. Mißtöne können bei ihnen Kopfschmerzen oder Übelkeit auslösen, während angenehme Klänge auf sie beruhigend wirken und ihnen Kraft und Energie verleihen. Durch manche Art von Musik können sie sogar in einen Zustand der Verzückung geraten.

In unsere Seminare kommen viele geräuschempfindliche Menschen. Sie spüren eine tiefe Erleichterung, wenn sie entdecken, daß sie mit ihrer Veranlagung nicht allein auf dieser Welt sind. So mancher hat in unseren Veranstaltungen die Gewißheit erhalten, daß er sich seiner Geräuschempfindlichkeit wegen nicht länger ausgeschlossen oder »anders« fühlen muß. Es war für ihn die Bestätigung, normal zu sein.

Viele dieser Menschen hatten ihr Leben lang wie unter einem Stigma gelitten. Sie hatten stets das Gefühl, daß mit ihnen etwas nicht stimmen könne, da sie so überaus empfindlich auf akustische Reize reagierten. Allen Lesern, die zu dieser Gruppe der geräuschempfindlichen Menschen gehören und dieses Gefühl kennen, kann ich versichern, daß sie vollkommen normal und gesund sind.

Bewußte Wahrnehmung durch akustische Forschung

Es gibt bestimmte Nahrungsmittel, die uns köstlich erscheinen (etwa Zucker, Kaffee, Alkohol, Schokolade) und dennoch für den Organismus ungesund sind. Ähnlich gibt es Rhythmen und Geräusche, die sich als schädlich erweisen, auch wenn wir anscheinend Spaß daran haben. Es ist wichtig, daß wir uns die schädlichen und ungesunden Geräusche bewußt machen, die wir täglich in uns aufnehmen. Wissenschaftler, die sich mit der Erforschung akustischer Probleme beschäftigten, zeigen uns Möglichkeiten zur Entwicklung dieses Wahrnehmungsvermögens.

Ausgehend von seiner Forschungsarbeit auf dem Gebiet der Behavioralen Kinesiologie berichtet der Psychiater John Diamond in seinem Buch *Der Körper lügt nicht*, daß man die relative Stärke der Körpermuskeln gemessen hat, während die Testpersonen verschiedene Arten von Musik hörten. Bei diesen Versuchen wurde deutlich, daß bestimmte Musikaufnahmen die Muskeln entweder kräftigen oder schwächen können. In dem genannten Buch beschreibt Dr. Diamond einige einfache Tests, die jeder durchführen kann, um zu bestimmen, ob eine Musikaufnahme für ihn schädlich ist oder nicht.

Wie selbst die größte Überredungskunst die Blutgefäße nicht davon überzeugen könnte, daß Salz in großer Menge nicht schädlich ist, so können wir auch unseren Körper nicht glauben machen, daß bestimmte schädliche Klänge gut für ihn sind.

Ohne Rücksicht darauf, was wir mit Kopf und Verstand von einer bestimmten Klang- oder Musikart halten, besitzt unser Körper seine eigene Realität, und entsprechend reagiert er.

Die Akustik-Forschung läßt heute den Körper für sich selbst sprechen. Man erfaßt seine Reaktionen durch Messen der Muskelspannung mit Hilfe von Biofeedback-Verfahren, Elektro-Akupunktur und dergleichen. Unser Körper und seine Organe scheinen instinktiv zu wissen, welche Geräusche und Klänge schädlich sind. Wenn man dem Körper die Wahl läßt, zeigt er die Neigung, gesundheitsfördernde Musik und Geräusche vorzuziehen.

Der ganze Körper reagiert auf Klang

Auch wenn man immer noch das Ohr als die wichtigste Bahn für die Abwicklung akustischer Prozesse betrachtet, gibt es umfangreiches Beweismaterial dafür, daß der gesamte Körper Geräusch und Klang aufnimmt. Alle Zellen des Körpers besitzen Schwingungsvermögen und sind daher imstande, als Geräuschrezeptoren zu wirken. Da sich diese Prozesse häufig unterhalb der Schwelle der bewußten Wahrnehmung abspielen, können sie sogar stattfinden, wenn unser Verstand die eingehende Information nicht bewußt verarbeitet. Ein Beispiel: Selbst während des Schlafes hört unser Körper das Dröhnen des Verkehrs draußen und reagiert darauf – ob wir den Lärm bewußt wahrnehmen oder nicht.

Mehr noch: Auch unbemerkt aufgenommene Geräusche können eine ausgeprägte Wirkung bis ins innerste Mark unserer Lebenskraft haben. Wenn Schwingungen aus dem Bereich unterhalb der Hörschwelle von allen Seiten auf uns einwirken, wenn sie überall in der Umwelt verteilt sind, wie der elektrische Strom, der über das Netz durch die elektrischen Leitungen in alle Wohnungen fließt, dann können sie sogar den eigenen Ryhthmus und die natürlichen Schwingungen des Körpers beeinflussen.

Der Klang aus unserem innersten Wesen

R. Murray Schafer, ein Musikprofessor, der sich wissenschaftlich mit dem Klang beschäftigt hat, entdeckte, daß die Tonlage, bei der amerikanische und kanadische Studenten von heute sich besonders leicht etwas merken oder wieder ins Gedächtnis zurückrufen können, der Musiknote H entspricht. Auch bei der Meditation, nach Erreichen des tiefen Entspannungszustandes, wurden Studenten aufgefordert, den Ton zu singen, der ganz spontan aus dem Zentrum ihres Wesens aufstieg. Häufiger als jeder andere Ton war das H die Antwort. Gehört das H zur inneren Natur des Menschen, ist es ihm angeboren? Sind wir alle in der Tiefe unseres Daseins von Natur aus auf das reine H eingestimmt?

Keineswegs. Professor Schafer machte die Entdeckung, daß Studenten in Deutschland und anderen europäischen Ländern, die sich durch Meditation ebenfalls in den tiefen Entspannungszustand versetzt hatten und die danach aufgefordert wurden, den Ton zu summen, den sie aus dem Zentrum ihres Wesens aufsteigen spürten, eher dazu neigten, einen Gis-Ton anzustimmen.

Wie ist dieser Unterschied zu erklären? Schafer weist darauf hin, daß man in Amerika und in Kanada mit einem Wechselstrom von 60 Hertz arbeitet. Unbewußt hört man dort diese Frequenz beim Betrieb aller elektrischen Geräte. Dazu gehören nicht nur die Lampen, sondern auch Verstärker, Motoren, Generatoren und sonstige Geräte. Man ist in diesen Ländern im wahrsten Sinne des Wortes von allen Seiten umgeben mit Schwingungen von 60 Hertz. Die Resonanzfrequenz von 60 Hz beim elektrischen Strom entspricht einem H auf der Tonleiter. In Europa dagegen beträgt die Wechselstromfrequenz 50 Hz. Eine Resonanzfrequenz von 50 Hz entspricht aber zufällig in etwa dem Gis! Der Ton, der also aus dem tiefsten Teil unseres Wesens kommt, wird wahrscheinlich dadurch hervorgerufen, daß wir kontinuierlich, Jahr für Jahr, die Resonanzfrequenz des elektrischen Stroms aufnehmen, die in allen Wohnungen und Gebäuden zu hören ist.

Das bedeutet, daß unser Körper infolge einer unbewußten Konditionierung auf Zellebene Geräusche und Schwingungen aufnimmt und dadurch verändert wird, ohne daß wir dem überhaupt einen Gedanken schenken. Akustische Gesundheit bedeutet auch, daß wir die wichtigsten Naturgesetze kennen, nach denen Geräusche auf uns einwirken, auch wenn wir sie nicht bewußt wahrnehmen.

Ebenen der Wahrnehmung

Wir erkennen oft nicht die Tatsache, daß sich unser Verstand dazu erziehen läßt, schädliche Geräusche zu ignorieren, unser Körper aber nicht. Der physische Organismus reagiert weiterhin auf das Meer von Schwingungen, in dem wir leben, und das oft auf eine Art und Weise, die das allgemeine Gefühl von Streß und Spannung steigert, selbst wenn uns der Ursprung dieses Gefühls nicht bewußt wird.

Unsere Kultur ist visuell orientiert. Die Wahrscheinlichkeit ist größer, daß wir das bewußt wahrnehmen, was wir sehen, und nicht das, was wir hören. Wir neigen weniger dazu, Geräusche wahrzunehmen, wenn sie uns nicht gerade erschrecken oder stören. Daher besteht eine allgemeine Tendenz, viele Geräusche unserer Umwelt als selbstverständlich hinzunehmen, sie zu ignorieren oder zu leugnen.

Der gegenwärtige Stand des akustischen Bewußtseins unserer Gesellschaft liegt ungefähr auf dem Wahrnehmungsniveau, das die Menschen in bezug auf ihre Ernährung vor etwa einer Generation erreicht hatten.

Neue Wahrnehmungen

Während viele Menschen auch heute noch bedingungslos konsumieren, was immer an Lärm, Geräuschen und Musik ihnen von den Urhebern dieser akustischen Reize zugemutet wird, beginnen andere, Fragen zu stellen. Ein neuer Trend entsteht, man fängt an, sich für die Zusammenhänge zwischen Tönen, Geräuschen und Gesundheit zu interessieren. Eines Tages wird jedem von uns bewußt sein, welche Bedeutung es hat, auf welche Art und Weise wir unseren Körper akustisch ernähren.

Viele nehmen wahr, daß es jetzt Möglichkeiten zur Befriedigung unserer akustischen Bedürfnisse gibt, die noch vor zehn Jahren nicht denkbar waren. Die Wissenschaft von den Zusammenhängen zwischen Schall und Gesundheit ist ein großes Stück vorwärtsgekommen. Bei einem Teil dieser Forschungsarbeiten beschäftigt man sich damit, zu untersuchen, wie *bestimmte Arten* von Musik und Geräusch dazu beitragen, daß Streß, Spannung, Kopfschmerzen, Übelkeit, Verlust des Hörvermögens, Schlafstörungen, Verdauungsbeschwerden, Reizbarkeit, Konzentrationsschwierigkeiten und Überaktivität weiter zunehmen. Zum anderen wird Musik gehört und komponiert, die die Gesundheit fördert und das Leben bereichert. Man lernt, Musik auszuwählen und zu schaffen, die so wichtige Dinge wie Entspannung, Konzentration, Lernvermögen, Kreativität, Meditationsbereitschaft, Muskelreaktionen, Verdauung, Stimmungswechsel, Psychotherapie und Selbstheilung begünstigt.

Bei zunehmender Weiterentwicklung bewußter akustischer Wahrnehmung haben wir jetzt Gelegenheit, Klängen und Geräuschen und deren Wirkung auf unsere Gesundheit noch mehr Aufmerksamkeit zu schenken. Indem wir für unsere eigene akustische Gesundheit sorgen, können wir neue Perspektiven für uns selbst und eine Lebendigkeit entdecken, von der wir nie zuvor ahnten, daß sie in uns existiert.

2. Kapitel

Akustische Umweltverschmutzung

Mißbrauch der Musik

»Als man im letzten Monat versuchte, die Spur eines verdächtigen sowjetischen Unterseebootes zu verfolgen«, so begann kürzlich ein Bericht in der *New York Times*, »hatte die schwedische Marine Schwierigkeiten, Seeleute zu finden, die gut genug hören konnten, um die Horchgeräte zu bedienen. Das Hörvermögen einer beträchtlichen Anzahl junger Leute ist nach Aussage eines Flottenkapitäns durch das jahrelange Hören von Rock-Musik auf Dauer geschädigt.«

Mißbräuchlicher Lärm der jungen Menschen ist ein weltweites Problem. Dr. David Lipscomb vom Lärmlaboratorium an der Universität von Tennessee entdeckte kürzlich, daß sich bei mehr als 60 Prozent der Erstsemester am College, die er untersuchte, ein bedeutender Verlust des Hörvermögens in den Hochfrequenz-Bereichen zeigte. Er hält es für wahrscheinlich, daß diese Auswirkungen schädlichen Lärms noch zunehmen werden, denn erst im Jahr zuvor hatten Hörtests ergeben, daß nur 30 Prozent der Neulinge unter einer nennenswerten Minderung der Hörfähigkeit litten.

Ein japanischer Untersuchungsbericht aus dem Jahr 1982 weist auf ungeklärte Hörschwierigkeiten bei einer Anzahl junger Leute hin. Viele der Testpersonen gaben an, sie hätten wöchentlich mehr als 24 Stunden die Stereo-Kopfhörer benutzt.

Dr. Lipscomb schrieb über den schrecklichen Trend zur Schwerhörigkeit bei jungen Menschen: »Manche besaßen ein

Hörvermögen, das nicht besser was als das bei viel älteren Menschen zwischen 60 und 69 Jahren. Diese jungen Leute beginnen ihr Berufsleben praktisch mit den Ohren eines Rentners.« (*Science Year: The World Book Science Annual*, 1982)

Im Konzertsaal

Wir wollen hier keineswegs die bei jungen Menschen beliebte laute Popmusik anprangern und die Liebhaber klassischer Musik in Sicherheit wiegen. Die beiden schwedischen Wissenschaftler Alf Axelsson und Fredrik Lindgren berichten, daß sogar Beethoven Schaden anrichten kann.

Das Forscherpaar arbeitet in der Abteilung für Audiologie und Arbeitsmedizin am Sahlgrenska-Hospital in Golhenburg. Sie entdeckten, daß 59 der 139 untersuchten Orchestermusiker überdurchschnittliche Hörverluste aufwiesen. Die Lautstärke der Orchestermusik in den Konzertsälen überschreitet häufig den Wert von 85 Dezibel (dB), das ist das in Schweden gesetzlich zugelassene Limit für Achtstundenarbeitsplätze. Wenn auch der Konzertbesucher dieser Klangfülle nur wenige Stunden ausgesetzt ist und sich dabei in einiger Entfernung vom Orchester befindet, so müssen doch die Musiker selbst diesen Schalldruckpegel insgesamt etwa 40 Stunden wöchentlich hinnehmen. Posaunisten und Waldhornbläser zeigten die größten Hörverluste in den hohen Frequenzen. Untersuchungen an Mitgliedern des Tonhalle- und Theater-Orchesters Zürich führten zu ähnlichen Ergebnissen.

Schall und Lärm

Schall wird durch Schwingungen eines Schallerregers erzeugt. Das kann durch unregelmäßige oder durch periodisch wiederholte Bewegungen geschehen. Lärm ist eine spezielle Art von Schall, im allgemeinen kann man ihn als unerwünschten Schall bezeichnen. Der Schallpegel wird in Dezibel-Werten gemessen. Dezibel, so genannt zu Ehren von Alexander Graham Bell, ist die Maßeinheit für den durch einen Schall erzeugten Druck. Das Schalldruckpegel-Meßgerät ist das Instrument, das hauptsächlich zur Messung der physikalischen Eigenschaften des Schalls benutzt wird. Je höher der Dezibel-Wert, um so lauter der Schall. Ein Dezibel oder 1 dB(A) ist das leiseste Geräusch, das der Mensch im allgemeinen hören kann. (Das A in der Bezeichnung dB(A) bedeutet, daß bei der Messung des Lautstärkepegels eine bestimmte Filterkurve verwendet worden ist. Diese spezielle Filterkurve A ist dem Verlauf der Hörschwelle des Menschen angenähert. Die Hörschwelle hängt von der Tonhöhe ab.)

Zunahme der Umgebungsgeräusche

Als Mozart Ende des 18. Jahrhunderts seine Musik komponierte, war es in der Stadt Wien noch so ruhig, daß ein Wächter vom Turm des Stephansdomes herab Feueralarm ausrufen konnte. Noch kurz vor dem Zweiten Weltkrieg reichte eine Glocke am Feuerwehrauto aus, um einen Weg durch den Verkehr freizumachen. In den dreißiger Jahren erwies sich die Glocke allmählich als nicht mehr laut genug. Die Sirene wurde in Gebrauch genommen. Im Jahre 1964 war der Geräuschpegel in den Straßen Englands schon so stark angestiegen, daß die Sirene eine Lautstärke von 88 Dezibel haben mußte.

Gegenwärtig erfordert der Lärmpegel in den großen Städten der USA einen schrillen Sirenenton von 122 Dezibel an den Polizeiautos. Bei 120 dB(A), die von Flugzeugmotoren, Sirenen und Rock-Gruppen, in Diskotheken, beim Feuerwerk und auf der eigenen Stereoanlage erzeugt werden können, erreicht Lärm die Schmerzschwelle.

In unserer Zeit haben Ohr und Körper mehr Dezibel zu ertragen als je zuvor in der Geschichte. Großstadtbewohner leiden ganz besonders unter dem Lärm. Sie müssen den Straßenlärm erdulden, den Krach bei Reparatur- und Bauarbeiten, das Geräusch schwerer Fahrzeuge, Untergrundbahnen, Autohupen, die Sirenen von Polizei und Feuerwehr, laute Musik und Flugzeuglärm. Aber in den Vorstädten und auf dem Lande ist der Lärm genauso allgegenwärtig, ob es sich dabei um die Betriebsgeräusche landwirtschaftlicher Maschinen und Geräte oder um den von Autobahnen, Rasenmähern, Geschirrspülmaschinen oder Staubsaugern erzeugten Krach handelt. Die Einführung des Schneemobils hat beispielsweise Taubheit und Ohrenleiden zum größten Problem für die Volksgesundheit in der kanadischen Arktis gemacht.

Die amerikanische Vereinigung für Sprache und Hören (American Speech and Hearing Association) schätzt, daß 40 Millionen Amerikaner bei Lärm von gefährlicher Lautstärke leben, arbeiten oder spielen. Unter diesen Umständen müssen wir stets drei wichtige Fakten über den Schall berücksichtigen.

Drei Voraussetzungen für die akustische Gesundheit

Erstens: Die unheilvollen Auswirkungen des Lärms wirken kumulativ. Beschränken Sie deshalb die Zeit, die Sie sich unerwünschtem Lärm aussetzen, auf ein Minimum. Durch starke Schwingungen infolge übermäßigen Lärms werden die Sinneszellen des Ohres tatsächlich so geschädigt, daß sie schließlich nicht mehr reaktionsfähig sind. Eine Beeinträchtigung des Hörvermögens ist schwer zu erkennen, da sie schmerzlos ist und sich langsam entwickelt. Wer längere Zeit Geräuschen aus dem oberen Dezibel-Bereich ausgesetzt ist, kann früher oder später Hörschäden erleiden. Die meisten Menschen bemerken die Verminderung ihres Hörvermögens erst dann, wenn sie bereits so weit fortgeschritten ist, daß die Kommunikation behindert wird.

Zweitens: Lärm verursacht *bleibende* Hörschäden. Durch ein besonderes Training kann manchen Menschen dazu verholfen werden, daß sie wieder ein wenig besser hören und sich unterhalten können; aber auch dadurch kann nicht zurückgebracht werden, was bereits geschädigt oder zerstört ist. Weder mit Medikamenten noch durch operative Eingriffe ist die lärmbedingte Beeinträchtigung des Hörvermögens zu heilen.

Drittens: Der Dezibel-Schalldruckpegels steigt logarithmisch. Dezibel ist keine lineare Einheit wie Meter oder Kilogramm, es bezeichnet vielmehr Punkte auf einer steil ansteigenden Kurve des Schallvolumens oder der Intensität. R. Murray Schafer behauptet, daß ein Anstieg um 3 dB einer Verdoppelung der Schallenergie entspricht. Andere Forscher sind der Meinung, daß mit jedem Anstieg um 10 dB auf der Skala die Menschen in der Nähe des Geräusches seine Lautstärke mit zehnfacher Verstärkung empfinden. Wenn also 10 dB(A) die zehnfache Intensität von 1 dB(A) besitzt, dann ist 20 dB(A) zehnmal stärker an Intensität als 10 dB(A), also ist 20 dB(A) hundertmal lauter als 1 dB(A), 30 dB(A) ist tausendmal stärker, usw.

Der Audiologe Maurice H. Miller beschreibt in der *New York University Education Quarterly* das folgende Beispiel des logarithmischen Effekts beim Schall: »Während 90 dB(A) dem Geräusch eines in die U-Bahn-Station einfahrenden Zuges entsprechen, gleichen 100 dB(A) dem Geräusch von zehn gleichzeitig ankommenden Zügen, und 110 dB(A) stellen hundert Züge dar.« Praktisch bedeutet das: Auch wenn wir ohne Risiko *acht Stunden* lang ununterbrochen einen Lärm von 90 Dezibel ohne Beeinträchtigung des Hörvermögens aushalten können, so wäre es uns unmöglich, einen Lärm von 115 Dezibel mehr als *fünfzehn Minuten* ohne Unterbrechung zu ertragen!

Die folgende Tabelle von Schallerregern und ihrem entsprechenden Dezibelpegel wurde aus verschiedenen Publikationen des US-Umweltschutzamtes zusammengestellt.

Geräusch	Lautstärke in Dezibel
Tropfender Wasserhahn	40
Kühlschrank	45
mäßiger Regen	50
Vogelzwitschern	60
Waschmaschine	65
Geschirrspülmaschine	65
Staubsauger	70 bis 75
Küchenmaschine	70
Cocktailparty (100 Gäste)	70 bis 85
lebhafter Verkehr	70 bis 85
Fensterventilator	80
Wecker	80
Diesel-Lastwagen	80
elektrischer Rasierapparat (aus nächster Nähe)	85
schreiendes Kind	90 bis 115
Preßlufthammer	100
Kettensäge	100
U-Bahn (innen gemessen)	100
Motorrad	100
Antriebsmotor	100 bis 105
Rock-Musik (live, mit Verstärker)	90 bis 130
Zuschauermenge bei einem Hockeyspiel	120
lauter Donner	120
Luftschutzsirene	130
Düsentriebwerk (beim Start)	120 bis 140

Noch vor kurzem hielten die Menschen den Lärm nur für lästig und unangenehm. Heute erkennen wir, daß er auch eine Gefahr darstellt. William H. Stewart, früher der höchste beamtete Arzt im Gesundheitswesen der USA, ist der Meinung: »Wenn man den Lärm als lästig bezeichnet, dann ist das so, als ob man den Smog eine Unannehmlichkeit nennen würde. Lärm muß als Bedrohung der Gesundheit für die Menschen überall betrachtet werden.«

Der ungesunde Himmel

Wir haben uns schon so sehr an den quälenden Lärm gewöhnt, daß die amerikanische Umweltschutzbehörde den noch erträglichen Lärmpegel damit definiert, daß zwei Menschen, die in einem Innenraum etwa dreißig Zentimeter voneinander entfernt sind, sich unterhalten können, ohne schreien zu müssen. Nicht nur in Amerika gibt es viele Häuser, in denen die Menschen am Eßtisch nicht mehr in normaler Lautstärke miteinander sprechen können, wenn ein Düsenflugzeug über ihren Kopf hinwegdonnert. Diese Situation ist für viele Großstadtbewohner etwas ganz Alltägliches. In einer von der US-Regierung im August 1980 veröffentlichten Studie über den Lärm von Düsenflugzeugen geht man davon aus, daß es für hunderttausend in der Nähe von Flughäfen wohnende Menschen zumindest in den nächsten zwanzig Jahren keine Reduzierung des Lärmpegels geben wird. Man erwägt, diese Familien möglichst in ruhigere Wohngegenden umzusiedeln.

Die erwähnte Studie mit dem Titel *Aviation Noise: The Next Twenty Years* (Fluglärm: Die nächsten zwanzig Jahre), die auf Anordnung des Kongresses von der Umweltschutzbehörde erstellt wurde, empfiehlt der Regierung auch einen Plan, wonach die Häuser von weiteren zweieinhalb Millionen Menschen in der Nähe von Flughäfen schallisoliert werden, da zu erwarten ist, daß sie in den nächsten zwei Jahrzehnten weiter unter starkem Fluglärm leiden werden, selbst wenn die Fluggesellschaften und die Flughäfen alle gesetzlichen Lärmschutzvorschriften einhalten.

Das ist sehr bemerkenswert! Nach Ansicht der Regierung besteht die Lösung des Lärmproblems letzten Endes nur darin, daß man lernt, damit zu leben. Dazu gehört eben, daß man die Wohnstätten eines Teiles der Bevölkerung verlegt und die Häuser anderer mit Lärmschutzvorrichtungen versieht. Aber was geschieht mit den Düsenflugzeugen, der eigentlichen Lärmquelle?

Dr. John Schettino, der ehemalige Direktor der Abteilung Technologie zur Lärmbekämpfung bei der US-Umweltschutzbehörde EPA, sagte einmal, zu den größten Problemen gehöre die Trägheit der Luftverkehrsgesellschaften, die sich scheuen, lärmende Flugzeuge durch bessere zu ersetzen, ebenso die Trägheit der Flugzeughersteller, die sich Zeit lassen mit der Entwicklung geräuscharmer Maschinen, und ganz besonders die Trägheit der Verwaltungen der betroffenen Gemeinden, die sich weigern, eine restriktive Zoneneinteilung vorzunehmen, die verhindern könnte, daß in Flughafennähe Wohngebäude errichtet werden.

Lärm im Haus

Es gab einmal eine Zeit, da konnten die Menschen sagen: Mein Haus ist meine Burg – ein Zufluchtsort, an dem ich Schutz finde vor der Welt, eine Oase des Friedens und der Ruhe. Das gilt heute nicht mehr. Selbst in der eigenen Wohnung wird der Körper des Menschen ständig von einem unaufhörlichen Sperrfeuer akustischer Reize angegriffen.

Ob man die Küchenmaschine benutzt, den elektrischen Dosenöffner betätigt oder den Staubsauger anstellt, für schallempfindliche Menschen ist das eine Tortur. Viele Haushaltsgeräusche erreichen eine derartige Lautstärke, daß nicht einmal die Stimme eines anderen Menschen im gleichen Raum zu hören ist. Die Haushaltgeräte sind eigentlich dazu da, uns das Leben zu erleichtern. Aber durch ihren lang andauernden Gebrauch, verbunden mit der Einwirkung anderer Faktoren aus unserer akustischen Umgebung, können sie Sinneszellen und Nerven unseres Hörmechanismus schädigen. Sobald man sich nicht mehr verständlich machen kann, ohne laut zu schreien, besteht immer die Wahrscheinlichkeit, daß der Schallpegel ungesund und zu hoch ist.

Eine Studie der Universität von Wisconsin ergab, daß die von den gebräuchlichen Haushaltsgeräten erzeugten Geräusche (Elektrorasierer, Küchenmaschinen, Ventilatoren, Abfallzerkleinerer, elektrische Mixer, Messerschärfer, Geschirrspülmaschinen, Staubsauger) im Körper einen Zustand gesteigerter Erregung und allgemeiner nervöser Spannung hervorrufen. Dr. Jack C. Westman, Psychiater aus Wisconsin, ist der Meinung, daß häusliche Geräusche zur lärmbedingten Schädigung der Gesundheit beitragen und Konflikte zwischen den Familienmitgliedern fördern. Nach Aussage der US-Umweltschutzbehörde ist nahezu die Hälfte aller Amerikaner regelmäßig einem Lärmpegel ausgesetzt, der wichtige natürliche Funktionen wie Sprechen, Hören oder Ausführung gestellter Aufgaben beeinträchtigt.

Unnötiger Lärm

Ein großer Teil des Haushaltslärms ist technisch vollkommen überflüssig. Zwei bekannte Übeltäter sind die Geschirrspülmaschine und der Staubsauger. Beide Geräte können so hergestellt werden, daß sie viel ruhiger arbeiten, als das jetzt im allgemeinen der Fall ist. Das Problem besteht darin, daß die Verbraucher, die damit umgehen, einfach nicht glauben wollen, daß etwas richtig funktioniert, wenn es nicht genügend Lärm erzeugt.

Bei Maurice H. Miller heißt es: »Es ist merkwürdig. Wenn die Hersteller, von Umweltschutzbehörde und hartnäckigen Verbraucherverbänden beeinflußt, schließlich Geräte entwickeln, die leiser arbeiten als die bisherigen Modelle, dann zeigt der amerikanische Verbraucher die Tendenz, sie nicht zu kaufen. Er hat nämlich gelernt, Lärm mit Leistungsfähigkeit gleichzusetzen. So brachte ein Hersteller vor etwa fünf Jahren einen sehr ruhig laufenden Staubsauger auf den Markt. Er wurde von den Verbrauchern durchwegs abgelehnt.«

Das wichtigste Verkaufsprinzip lautet: Wenn ein Gerät Lärm erzeugt, dann leistet es auch etwas. Nach dieser Argumentation ist Lärm also etwas Gutes. Wir wissen es heute besser.

Lärm beeinträchtigt den Schlaf

Es ist erwiesen, daß ein hoher Lärmpegel in der Wohnung, wie er von Fernsehgeräten, Radioapparaten und anderen Schallquellen erzeugt wird, die Entwicklung der sensorischen und motorischen Fähigkeiten von Kindern während der ersten beiden Lebensjahre hemmt. Der Psychologe Dr. Theodore D. Wacks von der *Purdue University* glaubt, daß Lärmstreß für Kleinkinder zum Anlaß wird, sich in sich selbst zurückzuziehen. Seine Forschungen ergaben, daß in einem lärmerfüllten Haushalt aufgewachsene Kinder später das Verhalten Erwachsener nachzuahmen begannen und länger in ihren infantilen Gewohnheiten verharrten als Kinder aus einem ruhigeren Haus. Lärm verzögert auch ihre Sprachentwicklung und die Entdeckeraktivitäten.

An der Stanford-Universität versuchte man zu messen, welchen Einfluß Lärm auf den Schlaf hat. Die Untersuchungen ergaben, daß selbst dann, wenn die Versuchspersonen nicht das Gefühl hatten, daß sie während des Schlafes Lärm ausgesetzt waren, ihre Arbeitsleistung am folgenden Tag deutlich reduziert war.

Die Wissenschaftler Muzet und Ehrhart am Bioklimatischen Forschungszentrum in Frankreich kamen zu ähnlichen Ergebnissen. Auch wenn die Probanden angaben, nicht durch Lärm im Schlaf gestört worden zu sein, konnte sich der Körper nicht an den Lärm gewöhnen. Muzet und Ehrhart bewiesen auch, daß die Langzeitwirkung selbst schwachen Lärms während des Schlafes auf Herz und Gefäße viel größer ist, als man angenommen hatte.

Das können Sie tun

Es gibt viele einfache Maßnahmen, für sich selbst eine möglichst gesunde akustische Umwelt zu schaffen.

Um den Lärm zu reduzieren, kann man Schaumgummikissen unter Küchenmaschinen, Mixer, Schreibmaschinen und dergleichen legen.

Man kann bei der Installation von Geschirrspülmaschinen, Waschmaschinen, Kühlschränken usw. auf ausreichende Schall- und Vibrationsisolierung achten.

Beim Kauf neuer Geräte ist zu vergleichen, wieviel Lärm die verschiedenen Modelle erzeugen. Man wählt dann solche, die besonders ruhig laufen.

Besondere Vorsicht ist beim Kauf von Kinderspielzeug geboten, das laute, schrille, durchdringende Geräusche erzeugt. Es gibt explosionsartige Geräusche, die die Ohren der Kinder dauerhaft schädigen.

Wenn Sie sich nach einem neuen Haus oder einer neuen Wohnung umsehen, berücksichtigen Sie auch Geräuschfaktoren wie Fluglärm, Verkehrsgeräusche und Hellhörigkeit, durch die sich der Lärm der Nachbarn besonders an den gemeinsamen Wänden bemerkbar macht.

Schallisolierung

Sie können Ihr Haus auch zusätzlich isolieren. Das dämpft nicht nur die Geräusche, sondern wirkt gleichzeitig energiesparend. Jede Isolierung, die dafür sorgt, daß der Lebensraum im Winter wärmer und im Sommer kühler bleibt, hilft auch, die von außen einwirkende akustische Umweltverschmutzung zurückzuhalten. So reduzieren beispielsweise Doppelfenster ganz beträchtlich unerwünschte Außengeräusche wie Hundegebell und Verkehrslärm.

Schallisolierung ist auch ein Mittel, ein gutes nachbarschaftliches Klima zu erhalten. Sie verhindert, daß die in der eigenen Wohnung erzeugten Geräusche nach draußen dringen, ob man nun das Stereogerät einschaltet oder Klavier übt.

Teppiche, Läufer und Gardinen tragen ebenfalls dazu bei, Geräusche zu absorbieren und Wärmeverluste zu verhindern. Da sie nicht fester Bestandteil der Wohnung sind, können sie bei jedem Umzug mitgenommen werden.

Was ist Ihnen Ihre Seelenruhe wert?

Bedenken Sie, daß die ein- oder zweitausend Mark, die Sie vielleicht für Teppiche und Isoliermaterial ausgeben müssen, ein Vielfaches wert sind, verglichen mit der Ruhe und der besseren Gesundheit, die Sie sich damit verschaffen. Die Lärmregulierung im eigenen Haus kann indirekt die Arztkosten senken. Weniger Lärm von draußen bedeutet weniger Streß und gesteigerte Widerstandskraft gegen Krankheit. Es bedeutet gleichzeitig geringere Abhängigkeit von stimulierenden Genußmitteln (etwa Koffein) oder entspannenden Drogen (z. B. Alkohol), die man sonst einsetzen würde, um Erschöpfung und Streß zu überwinden, die oft als Folge der Lärmbelastung auftreten.

Ein harmonisches Zuhause

Es gibt noch andere einfache Maßnahmen, die man selbst durchführen kann. Ein Mittel gegen die zunehmende akustische Umweltverschmutzung in unserem Leben besteht darin, daß wir uns mit Musik umgeben, die wir als angenehm und harmonisch empfinden. Dieses Thema wird ausführlicher in den Kapiteln 5 und 7 behandelt. Eine Methode zur Erzeugung einer gesunden akustischen Atmosphäre besteht darin, sich eine eigene Sammlung schöner entspannender Musik anzulegen. Sie kann ein wunderbares Gegenmittel für die alltägliche Lärmbelastung sein. Die Grundidee besteht darin, daß man sich trotz des Außenlärms im eigenen Lebensraum die Klangwelt schafft, die Kraft und Nahrung bedeutet.

Bestandsaufnahme der Geräusche

Fertigen Sie einmal eine Liste der verschiedenen Geräuschquellen in Ihrer Wohnung an. Notieren Sie dabei, ob diese Geräusche angenehm oder unangenehm sind. Lassen Sie von jedem Mitglied Ihres Haushalts eine solche Liste zusammenstellen. Danach besprechen Sie die Ergebnisse miteinander.

Drei wichtige Signale

Vorbeugen heißt das Schlüsselwort, wenn es darum geht, die Ohren vor den zerstörerischen Wirkungen lärmbedingten Hörverlustes zu bewahren. Audiologen empfehlen, auf drei bestimmte Anzeichen zu achten:

1. Wenn Sie sich bei starkem Lärm unterhalten und Ihrem Gesprächspartner ins Ohr schreien müssen, dann ist die Gefahr groß, daß dieser Lärmpegel zum Verlust des Hörvermögens beitragen kann.
2. Wenn Ihnen die Ohren klingen, nachdem Sie einen lärmerfüllten Bereich verlassen, waren Sie einem gefährlich hohen Lärmpegel ausgesetzt.
3. Wenn sich eine gewisse Dumpfheit des Hörvermögens bemerkbar macht, nachdem Sie starkem Lärm ausgesetzt waren, ist Ihr Hörvermögen wahrscheinlich reduziert. Diese Wirkung, eine Verschiebung der Hörschwelle, hält gewöhn-

lich nur eine Zeitlang an. Danach sollte sich wieder das normale Hörvermögen einstellen.

Die ständige Wiederholung von Situationen, die die genannten Symptome hervorrufen, kann aber zu bleibenden Hörschäden führen.

Vorbeugung ist Ihre Aufgabe

Nach Aussage der US-Umweltschutzbehörde EPA (Environmental Protection Agency) liegt die maximale Geräuschintensität, die Erwachsene im allgemeinen bis zu acht Stunden lang täglich ohne jedes Risiko für das Hörvermögen ertragen, bei 75 Dezibel. Dennoch schätzt man im US-Ministerium für Berufssicherheit und Gesundheit OSHA (Occupational Safety and Health Administration), daß mehr als die Hälfte aller amerikanischen Fabrikarbeiter an ihrem Arbeitsplatz einem ständigen Lärmpegel von 80 Dezibel und mehr ausgesetzt sind.

Aber auch die Berufstätigen in den Büros, Sekretärinnen, Sachbearbeiter, Beamte, Manager und Chefs, müssen die streßerzeugende Wirkung der Bürobeleuchtung, die vom Computer ausgehende Energiestrahlung, schlechte akustische Verhältnisse, das Geräusch vieler Stimmen sowie den Lärm von Maschinen, Verkehr und Telefon ertragen. Das alles macht es schwierig, Konzentrationen zu entwickeln, gehört zu werden und sich untereinander zu verständigen.

Der Sieg, den die Nichtraucher kürzlich errungen haben, als ihnen das Recht auf einen rauchfreien Arbeitsplatz bestätigt wurde, ist ein Erfolg für alle Menschen, die selbst die Verantwortung für ihre Gesundheit übernommen haben.

Es ist eine Tatsache, daß die technologischen Voraussetzungen vorhanden sind, um den von Maschinen und Fahrzeugen ausgehenden Lärm zu reduzieren. Wenn erst einmal die Prioritäten richtig gesetzt sind, kann ein angemessener und nicht gesundheitsschädigender Lautstärkenpegel zweifellos zu einer positiven Wechselwirkung zwischen der individuellen Gesundheit und dem Nutzen für die Gesellschaft beitragen.

Zusammenfassend sei gesagt: Die Einführung ruhiger laufender neuer Geräte könnte dem Begriff »stiller Teilhaber« einen ganz neuen Sinn geben. Wenn es in unseren Büros gesünder und menschlicher zugeht, dann wird dort auch mehr geleistet, und sie funktionieren besser.

Auf kommunaler Ebene haben bereits einige Städte in den USA, etwa Bloomington (Minnesota) und San Diego (Kalifornien), vorbildliche Programme zur Lärmkontrolle entwickelt. Dadurch kam es dort zu einem gesteigerten Lärmbewußtsein und zu einer beträchtlichen Besserung der Lebensqualität auf akustischem Gebiet. Es sind hervorragende Modelle, denen andere Städte folgen sollten.

Es ist durchaus möglich, daß auch in manchen anderen Städten und Ländern bereits Gesetze oder Verordnungen zur Lärmbekämpfung in Kraft sind. Warum beteiligen Sie sich nicht noch heute daran? Es ist jedoch eine Sache, daß in einer bestimmten Stadt oder Gemeinde die gesetzlichen Voraussetzungen zur Lärmbekämpfung bestehen, und eine andere, diese Vorschriften auch durchzusetzen. Geben Sie deshalb Ihre Informationen an Nachbarn und Freunde weiter, wecken Sie deren Interesse. Einigkeit macht stark. Diese Stärke bedeutet Hoffnung auf eine gesunde Umwelt für uns alle.

Die Lärmschutzverordnungen sind dazu da, Ihre Rechte und Ihre Gesundheit zu schützen. Machen Sie Gebrauch davon. Setzen Sie sich für Ihre akustischen Rechte ein! In diesem Fall ist Schweigen durchaus nicht Gold. Sorgen wir dafür, daß die akustische Umwelt für uns und unsere Kinder und Kindeskinder sicher wird, sonst werden wir eines Tages nicht einmal mehr hören, wenn sie weinen. Der Lärm wird alles übertönen.

In den meisten Bereichen unseres Lebens liegt es jetzt an uns selbst, das Problem des Lärms zu erkennen und Vorkehrungen zu treffen gegen seine Auswirkungen. Es ist Ihre Sache, einen Lärmschutz zu tragen, wenn Sie einen Motorschlitten fahren oder eine elektrische Mähmaschine bedienen, wenn Sie zum Schießstand, in die Diskothek oder zu einem Rock-Konzert gehen!

Eintreten für die eigenen Rechte

Wir dürfen uns mit dem Lärm nicht einfach abfinden. Wenn wir uns den Lärm gefallen lassen, dann erklären wir uns stillschweigend damit einverstanden und fördern ihn indirekt. Es gibt Alternativen.

Das weltweite Problem war ernst genug, eine Erklärung der UNESCO zu rechtfertigen. 1969 verurteilte die Generalversammlung des Internationalen Musikrates der UNESCO in Paris die mißbräuchliche Verwendung von Hintergrundmusik in öffentlichen und privaten Räumen.

Es gibt viele Möglichkeiten, sich als einzelner für die eigenen akustischen Rechte einzusetzen. Wir können damit anfangen, bewußt den Geräuschpegel der Umgebung wahrzunehmen. Ist er übermäßig hoch, dann nehmen Sie Ihr Recht als Kunde wahr und geben Sie Ihr Geld andernorts aus. Aber sagen Sie dem Geschäftsführer offen Ihre Gründe!

Ein Beispiel: Wenn Sie ein Restaurant betreten, und drinnen hört es sich eher wie in einem Fußballstadion am Sonntagnachmittag an, dann besteht die Wahrscheinlichkeit,

a) daß es Ihnen nicht möglich sein wird, ein fruchtbares Geschäft abzuwickeln oder eine romantische Unterhaltung zu führen, und

b) daß Ihr Körper nicht in der Lage wäre, das Essen richtig zu verdauen, weil die Wirkung des Lärms die Sekretion der Verdauungssäfte beeinträchtigt.

Was tun, wenn »Lärm« mit auf der Speisekarte steht? Sie

können den Geschäftsführer des Lokals bitten, die Lautstärke der Musik herabzusetzen oder eine besonders laute Platte oder Kassette gegen eine auszuwechseln, die zur besseren Verträglichkeit der Speisen dient. Wenn das nichts bewirkt, sollten Sie sich überlegen, ob Sie nicht besser sofort gehen. Eine Alternative könnte es sein, in Restaurants »lärmfreie Zonen« zu fordern, etwa in der Art, wie es bereits »Nichtraucher-Abteile« gibt.

Musik im Fitneßzentrum

Die Popmusikkultur ist nicht nur in Wohnungen und Restaurants eingedrungen, sondern auch in unsere Sportstätten. Das Problem besteht darin, daß die Musik, nach der die Übungen ausgeführt werden oder nach der getanzt wird, oft den unterbrochenen anapästischen Takt aufweist, der eine Schwäche in den Körpermuskeln auslöst. Diese Art von Musik stört die Muskelkoordination und schafft Unordnung im Gehirn. Das führt schließlich dazu, daß es sogar schwieriger wird, komplizierte Aerobik-Übungen zu lernen, weil sich die Musik als verwirrender Faktor bemerkbar macht. Machen Sie einmal den Versuch und achten Sie genau darauf, was geschieht, wenn Sie in vollkommener Stille oder zu einer anderen Musik als den üblichen dröhnenden Rock- und Diskoklängen Ihre Gymnastik ausführen.

Ebenso störend wirkt auf viele Gesundheits- und Fitneßfreunde, daß die Musik in diesen Räumen oft ganz verzerrt aus den Lautsprechern kommt, weil sie viel zu laut eingestellt wurde Das schwächt den Körper noch zusätzlich. Außerdem macht die Lautstärke es schwierig, die Anweisungen des Übungsleiters oder Sportlehrers zu verstehen. Dazu kommt die Tatsache, daß die Bässe meist gewaltig verstärkt sind, um das Klangvolumen einer Diskothek am Freitagabend vorzutäuschen. Das macht den Ton schwammig und greift den Körper noch weiter an.

Kurz gesagt: Untersuchungen haben ergeben, daß schnelle,

laute Musik mit dröhnenden Bässen die gesunde Ausarbeitung des Körpers nicht gerade fördert. Wir sind der Meinung, daß Sie es sich selbst schuldig sind, einmal andere Klangmöglichkeiten auszuprobieren.

Stereo-Kopfhörer

Man kann mit den gewöhnlichen, an das Stereo-Gerät angeschlossenen Zimmerlautsprechern ein beträchtliches Klangvolumen erreichen, aber die anderen Familienmitglieder oder Nachbarn werden sich wohl beschweren, wenn die Lautstärke gar zu störend wird. In diesem Fall bieten die Kopfhörer eine attraktive Lösung. Sie sorgen nicht nur dafür, daß man die Musik ganz für sich und ohne andere zu stören genießen kann. Sie vermitteln dem Hörer auch einen derart lebendigen Eindruck, wie er durch die Zimmerlautsprecher meist gar nicht erzielt wird. Aus diesem Grund stellen sie aber auch eine deutliche Gefahr dar. Weil sie den Klang so total und leistungsstark direkt ins Ohr senden, ist es möglich, daß man sich einer gefährlich intensiven Lautstärke aussetzt, ohne es zu merken.

Woran ist zu erkennen, ob die Lautstärke zu hoch ist? Die bereits erwähnten drei wichtigen Signale können zur Warnung dienen. Wenn bei angelegtem Kopfhörer kein Gespräch mehr mit einem dicht vor Ihnen stehenden Partner möglich ist, oder wenn Sie ein Klingen oder ein taubes Gefühl in den Ohren haben, sobald Sie die Kopfhörer absetzen, dann war die Lautstärke gefährlich für Ihre Ohren.

»Leiser« Lärm

Es gibt zunehmend Beweise dafür, daß Lärm gar nicht laut sein muß, um störend zu wirken. Ein solches weitverbreitetes Geräusch ist das leise Summen des Kühlschranks. Ist es nicht interessant, daß dieses Gerät mit seinem Geräusch aus dem unteren Frequenzbereich eine Resonanz im Magen und eine Hungerreaktion hervorrufen kann? Ist es möglich, daß der leise Brummton des Kühlschranks dazu beiträgt, eine gewisse hypnotische Wirkung hervorzurufen? Er könnte verantwortlich sein für das fast schlafwandlerische Verhalten mancher Menschen, die zum Kühlschrank gehen, ihn öffnen, hineinschauen und wieder schließen, ohne überhaupt hungrig zu sein.

Ein anderes Geräusch in der Wohnung, das man vielleicht zuerst gar nicht wahrnimmt, ist das Summen der Leuchtstofflampen. Manche Fachleute raten dazu, die herkömmlichen Glühbirnen durch Leuchtstoffröhren zu ersetzen, weil diese weniger elektrische Energie verbrauchen. Das Summen der Leuchtstoffröhren fordert jedoch einen wesentlich höheren Tribut in Form physiologischer Energie, die uns entzogen wird.

Zu den »leisen« Ruhestörern gehört auch der Pilotton von 15,575 Hertz, den viele Fernsehgeräte von sich geben. Dieses Geräusch entsteht beim Abtastvorgang, durch den das Bild zustandekommt. Es macht sich bei manchen Fabrikaten stärker bemerkbar als bei anderen. Wenn Sie also vom Fernsehen Kopfweh bekommen, könnte dieser Pilotton daran schuld sein. Um die Kopfschmerzen loszuwerden, sollten Sie einmal ein anderes Fernsehgerät ausprobieren.

Manche geräuschempfindliche Menschen ärgert auch das leise Zischen der Zündflamme von Gasherden und Gasöfen. Ein Mann löste das Problem, indem er kurzerhand sein Heizsystem umstellte und eine geräuschlose, elektrisch betriebene Heißwasserheizung einbauen ließ.

Wenn es um das allgemeine Lärmproblem in unserer Gesellschaft geht, so neigen viel zu viele Menschen in dieser nachindustriellen Zeit dazu, es als eine Gegebenheit des Lebens hinzunehmen, die nun einmal nicht zu ändern ist.

Veränderung herbeiführen

Es besteht aber gar kein Grund zu dieser Resignation. Jeder von uns kann durch Kontrolle der akustischen Umweltverschmutzung zur Änderung beitragen. Wem der Schutz unserer Umwelt am Herzen liegt, der muß erkennen, daß bereits in der Vergangenheit gemeinsame Anstrengungen auf manchem Gebiet zum Erfolg geführt hat. Das gilt auch für die Zukunft.

So gibt es beispielsweise in den Vereinigten Staaten die Arbeit der *Audubon Society* und anderer Gruppen von Naturschützern überall im Land. Sie hatten Erfolg mit einer Reihe wichtiger Programme, das reicht von den Bohrungen vor der Küste bis zum Verbot des Abschlachtens der Wildenten in den Everglades, einem sumpfigen Steppenland in Florida. Durch Briefe an die Kongreßmitglieder konnte die Qualität von Luft und Wasser und die Lärmbelastung des Landes beeinflußt werden. Eine einfache Mitteilung an Abgeordnete oder Senatoren wird mit Sicherheit gelesen und registriert. Solche Briefe und Telefonanrufe sind nützlich und notwendig. Sie allein reichen aber nicht aus, um den Erfolg zu garantieren.

Gute Organisation, Zusammenarbeit mit anderen Gruppen, Beeinflussung und Kontakt zu politischen Gruppierungen, Einfluß auf die Gesetzgebung, Öffentlichkeitsarbeit und Beschaffung von Geldmitteln, das alles spielt eine Rolle, wenn Veränderungen herbeigeführt werden sollen. Die Idee ist nicht neu, daß Menschen ihr eigenes Leben und das Leben in ihrem Gemeinwesen verändern. Auf dem Gebiet der Gewässer- und Luftverschmutzung sind bereits Erfolge erzielt worden. Auch die akustische Umweltverschmutzung ist in den Griff zu bekommen. Wir haben ein Recht darauf.

3. Kapitel

Die Verarbeitung von Schall

Negative Lärmfolgen

Was geschieht, wenn wir Schall nicht nur aufnehmen, sondern auch innerlich verarbeiten? Welche Reaktionen kann Schall im physischen Körper auslösen, die über die des Ohr-Mechanismus hinausgehen? Gewisse Geräusche scheinen sich besonders nachteilig für den Organismus auszuwirken. Andere haben anscheinend eine therapeutische Wirkung. Wie können wir lernen, die Unterschiede zu erkennen? Wir wollen uns zunächst mit den negativen Lärmfolgen beschäftigen.

Zerberstende Fensterscheiben, klirrendes Geschirr und übertönte Gespräche sind nicht die einzigen Belastungen, denen die Anwohner eines Flughafens ausgesetzt sind. Zwei Akustik-Wissenschaftler der Universität von Kalifornien in Los Angeles kamen zu dem Schluß, daß das ständige Dröhnen der Flugzeuge eine ernsthafte Gefahr für die Gesundheit darstellt.

William Meecham und Neil Shaw untersuchten über einen Zeitraum von zwei Jahren die Krankheits- und Sterbestatistik einer Gruppe von Menschen, die im Umkreis von zwei bis drei Meilen in der Nähe des Internationalen Flughafens von Los Angeles lebten. Die Bewohner dieses Bezirks waren an jedem Tag etwa 560mal einem Lärmpegel von 90 bis 115 Dezibel ausgesetzt. Meecham und Shaw verglichen diese Zahlen mit denen einer ähnlichen Bevölkerungsgruppe, die acht bis neun Meilen von der Startbahn entfernt wohnte. Die Sterblichkeitsziffer lag bei den Bewohnern in Flughafennähe insgesamt um 20 Prozent höher als bei der Gruppe, die weiter entfernt zu Hause war.

Einweisungen in Nervenkliniken kamen um 31 Prozent häufiger vor.

Es gibt in den USA mindestens neun Millionen Menschen, die im Bereich der direkten Verkehrswege von Hochleistungsflugzeugen wohnen. »Jeder weiß, daß starker Lärm, ob er mit oder ohne Unterbrechungen auftritt, eine Belastung ist«, sagt Meecham. »Bei unserer Untersuchung konnte kein anderer Faktor für den Anstieg der Sterblichkeit gefunden werden.«

Bemerkenswert war auch die Entdeckung, daß die Fälle von Leberzirrhose infolge Alkoholmißbrauchs bei der Gruppe nahe am Internationalen Flughafen von Los Angeles um 140 Prozent höher lagen. Die Arbeit der kalifornischen Wissenschaftler bestätigten andere Untersuchungen im Umkreis des Flughafens von Los Angeles sowie in Großbritannien und Japan. Lärmbedingter Streß kann alle möglichen Folgen haben, von Bluthochdruck bis zum Nervenzusammenbruch. Besonders tragisch erscheint das gehäufte Auftreten von Mißbildungen bei Neugeborenen. Auch Kinder leiden stärker unter dem Lärm, als bisher im allgemeinen angenommen wurde.

Kinder und Lärm

Dr. Sheldon Cohen und seine Kollegen an der Universität von Oregon untersuchten Kinder, deren Schulen entlang der Flugschneise des Internationalen Flughafens von Los Angeles lagen. Sie fanden bei diesen Kindern einen höheren Blutdruck als bei einer vergleichbaren Gruppe von Kindern, die ruhiger gelegene Schulen besuchten.

Den Kindern, die den Lärmbelästigungen des Flughafens ausgesetzt waren, fiel es wesentlich schwerer, ein Puzzle zusammenzusetzen und Rätsel oder mathematische Probleme zu lösen; sie waren schneller entmutigt und gaben auf. Auch im Laufe der Zeit war keine Verbesserung dieser Lärmauswirkungen auf die Fähigkeiten der Kinder zu bemerken. Mit anderen

Worten: Der Körper dieser Kinder gewöhnte sich nie an den Lärm, die negativen Auswirkungen auf ihre geistigen Fähigkeiten blieben unverändert.

Körperliche Erkrankung und Lärm

Das Ohr ist nicht das einzige Organ, das durch starken Lärm angegriffen und geschädigt werden kann. Auch das Herz wird befallen. Zu den schlimmsten Auswirkungen von Lärm auf den menschlichen Körper gehört der Anstieg des Blutdrucks, der die potentielle Gefahr des Herzinfarkts heraufbeschwört. Vor einem Herzinfarkt liegt gewöhnlich eine symptomfreie Zeit, als deren Kennzeichen Hypertonie (Bluthochdruck) beschrieben wird. Sie gilt als eine streßbedingte Erkrankung. Hypertonie, oft als der »stumme Mörder« bezeichnet, wird durch lauten und anhaltenden Lärm verstärkt. Die kardiovaskulären Funktionen, die den Blutdruck kontrollieren, können schon durch Lautstärken ungünstig beeinflußt werden, die das Hörvermögen noch nicht beeinträchtigen.

In einer Reihe von Untersuchungen, die von der US-Umweltschutzbehörde EPA finanziert wurden, setzte man ausgewachsene Rhesusaffen täglich einem auf Platten oder Kassetten aufgezeichnetem Lärm aus, vergleichbar der Lärmbelastung der Arbeiter im Baugewerbe: Geräusche von Dieselmaschinen, Generatoren, Lastwagen, Planierraupen usw. Dr. E. A. Peterson und seine Kollegen fanden, daß das Hörvermögen der Affen nicht beeinträchtigt wurde, dagegen aber der Blutdruck. Die Blutdruckwerte der Tiere stiegen um 27 Prozent und *blieben vier Monate lang erhöht*. Die Wissenschaftler schlossen daraus, daß die Lärmauswirkungen nicht unbedingt verschwinden, sobald der Lärm aufhört. Gegenwärtig versucht die EPA festzustellen, ob in lärmintensiven Industriezweigen Beschäftigte häufiger Schlaganfälle und Herzinfarkte erleiden als andere Personen.

Eine Reihe von europäischen Untersuchungen, von denen die *New York Times* berichtete, zeigte, daß Arbeiter bei einem hohen Lärmpegel eine größere Neigung für Herzrhythmus- und Gleichgewichtsstörungen, Kreislaufbeschwerden und Magengeschwüre aufwiesen. Diese Arbeiter klagten auch häufiger über Erschöpfung und Reizbarkeit.

Lärm wurde von der einen oder anderen Forschergruppe als Ursache der unterschiedlichsten körperlichen Beschwerden bezeichnet:

Magen- und Darmgeschwüre, Migräne, Impotenz, Unfruchtbarkeit, Nieren- und Lebererkrankungen, Störungen im Magen-Darm-Bereich, herabgesetzte Widerstandsfähigkeit gegen Infektionskrankheiten, Schwindel, Schrumpfung der Thymusdrüse, Schwellung der Nebennierendrüsen, Stoffwechselstörungen, Belastung des Hypophyse- und Nebennierenkomplexes, wodurch es zur verstärkten Aktivität im Bereich der Nebennierenrinde kommt, der Puls schneller wird und eine Pupillenerweiterung auftreten kann.

Lärm und das zentrale Nervensystem

Als man im Labor Mäuse solchen Lärmpegeln aussetzte, die zum Verlust des Hörvermögens führen, erhielten die Wissenschaftler James F. Willott und Shao-Ming Lu von der Psychologischen Abteilung an der Northern Illinois University in DeKalb die Bestätigung, daß Lärm schon bei einer in unserer Umwelt nicht ungewöhnlichen Lautstärke nicht nur das Hörvermögen herabsetzen, sondern auch auf die neuralen Kodierungsprozesse im Gehirn einwirken kann. Nach einem solchen Hörverlust stieg die Erregbarkeit des Zentralnervensystems der Tiere, und ein akustischer Reiz konnte eine anomale Ereigniskette im Gehirn in Gang setzen, wodurch es schließlich zu Problemen infolge von Fehlwahrnehmungen kam. In kurzen Worten: Es scheint, als ob lang andauernde Lärmeinwirkung zur Schädigung des Ohres führt, das zentrale Nervensystem beeinträchtigt, und Verzerrungen der akustischen Wahrnehmung, möglicherweise auch des Wahrnehmungsvermögens anderer Sinne verursacht.

Leider gibt es noch keinen Test, der die Grenze der Belastbarkeit des Körpers, also den Punkt anzeigt, an dem der lärmbedingte Streß die Toleranzgrenze überschreitet. Wie wir gesehen haben, verlaufen die Grenzen der Lärmempfindlichkeit bei jedem Menschen anders.

Schallempfindlichkeit

Es ist erstaunlich, daß Tauben manchmal lärmempfindlicher sind als Menschen mit normalem Hörvermögen. Dr. Walter Carlin, Direktor des Instituts für Sprache und Hörvermögen am Health Science Center der Universität von Texas in Houston, berichtete, daß er einmal mit zwei gehörlosen Freunden eine Diskothek aufsuchte. Die beiden verließen das Lokal noch vor ihm, weil ihnen die hohen Dezibelwerte trotz ihrer Taubheit Schmerzen in Körperorganen bereiteten.

Lärm und ältere Menschen

Das Alter ist eine weitere veränderliche Größe, die darauf Einfluß haben kann, wie stark jemand unter Lärm zu leiden hat. Wir wissen, daß zeitweilige Verschiebungen der Hörschwelle bei älteren Menschen länger anhalten als bei jüngeren. Zu einer solchen zeitweiligen Verschiebung der Lärmschwelle kommt es, wenn jemand nach starker Lärmeinwirkung schwerhörig wird. Nach einiger Zeit stellt sich wieder die normale Hörfähigkeit in voller Schärfe ein. Bei jungen Menschen dauert dieser Prozeß nur einige Minuten oder höchstens Stunden. Bei Menschen über vierzig kann es bis zu zwei Tage dauern, ehe das Hörvermögen wieder die normale Stärke erreicht.

Im allgemeinen reagieren ältere Menschen empfindlicher auf lärmbedingten Streß. Das Hörvermögen scheint mit zunehmendem Alter ganz von selbst abzunehmen. Das wird besonders deutlich bei Menschen über 70 oder 75 Jahren. Es gilt in der Regel, daß alte Menschen kein so scharfes Hörvermögen besitzen wie junge. Die Älteren haben oft Schwierigkeiten, das Gesprochene zu verstehen. Besonders problematisch wird die Konversation in geräuschvoller Umgebung.

Eine positive Perspektive

Genau wie bestimmte Nahrungsmittel für den menschlichen Organismus nicht schädlich sind, sondern ihn zu nähren und zu heilen vermögen, so gibt es bestimmte Töne und Musik, die keine ungünstigen Auswirkungen haben, sondern als ein Heilmittel eingesetzt werden können. »Musik kann selbst wilde Tiere besänftigen«, diese Wahrheit ist den Menschen schon seit Jahrtausenden bekannt.

Musik – Nahrung für Pflanzen und Tiere

Die positiven Auswirkungen von Klang und Musik auf Tiere und Pflanzen wurden bereits eingehend untersucht. Es hat sich gezeigt, daß die Legetätigkeit bei Hennen gefördert werden konnte, indem auf dem Geflügelhof Musik zu hören war. Viele Farmer behaupten, daß die Kühe mehr Milch geben, wenn man ihnen Musik vorspielt. Die Arbeit von Dr. Bose in Indien bewies, daß die unterschiedliche Wirkung verschiedener Arten von Musik deutlich an der Produktivität der Tiere, bei Pflanzen am erzielten Ertrag pro Morgen, zu erkennen ist.

Die Reaktion der Pflanzen auf Musik ist meßbar. Wir können sie sogar »hören«, wenn man die Pflanzen mit einem Gerät verbindet, das die sogenannte Galvanische Hautreaktion, abgekürzt GSR (Galvanic Skin Response), aufzeichnet. Die Forscherin Dorothy Retallack führte kontrollierte Experimente durch, um die Reaktion von Pflanzen auf Musik zu testen. Sie ging davon aus, daß bestimmte Töne das Wachstum fördern. Es gibt tatsächlich Klänge, die wie ein »akustisches Düngemittel« wirken.

Obgleich Mrs. Retallack vor allem daran interessiert war, das Wachstum der Blätter und Wurzeln und den Wasserverbrauch zu messen, stieß sie bei ihren Versuchen auf ein weiteres Phänomen. Wenn nämlich die Versuchspflanzen die Musik offensichtlich nicht mochten, dann mieden sie die Nähe der Lautsprecher geradezu und zeigte ihre Abneigung, indem sie in die andere Richtung wuchsen. Wenn ihnen aber die Musik gefiel, dann neigten sie sich beim Wachsen den Lautsprechern entgegen. Wurde im Versuchsraum klassische indische Musik gespielt, dann schlangen sich die Pflanzen buchstäblich um die Lautsprecher.

Die Pflanzen der Wissenschaftlerin hatten eine derartige Abneigung gegen Rock-Musik (Led Zeppelin), daß einige sogar welkten und eingingen. Dagegen zeigten die Pflanzen eine Vorliebe für die Musik von Johann Sebastian Bach und waren offensichtlich begeistert von indischer Musik (Ravi Shankar).

Eine andere Forschungsgruppe suchte nach Möglichkeiten, beruhigend, entspannend und nährend auf Pflanzen einzuwirken. Man verband die Versuchspflanzen mit einem GSR-Gerät und maß ihre Reaktion auf verschiedene Arten von Musik. Es zeigte sich, daß sich die Pflanzen bei bestimmten klassischen Musikstücken besser entspannen konnten als in ihrer normalen Umgebung. Wurde aber die *Spectrum Suite* abgespielt, verzeichneten die Wissenschaftler folgende Reaktion: »Es kam zu einer so starken Abweichung von den Normalwerten, wie wir sie bei keiner anderen getesteten Musik gefunden haben.«

Musik und Menschen

In einer kürzlich erschienenen Anzeige hieß es: »Wenn Mozart schon die Produktivität einer Hühnerfarm steigert, was könnte er dann erst für Ihr Büro tun!« Die Anzeige weist zu Recht darauf hin, daß Musik Auswirkungen auf das Wohlbefinden und die Produktivität des Menschen haben kann. Es stimmt aber nicht, daß ausgerechnet Mozart das ist, was man in einem normalen Büro braucht.

Es genügt nicht, »Mozart-Musik« zu spielen, damit die Menschen froh und fleißig bleiben! Mozart hat eine Menge Musik komponiert. Nicht alles davon fördert Glück und Produktivität. Das gleiche gilt für alle großen Komponisten. Wir müssen wissen, mit welchem Stück und mit welcher Aufnahme die gewünschte Wirkung erzielt werden kann. Es hat sich nämlich gezeigt, daß verschiedene Kompositionen, ja sogar verschiedene Aufnahme-Versionen der gleichen Komposition, bei verschiedenen Menschen unterschiedliche Wirkungen hervorrufen können. Die physischen Wirkungen eines bestimmten Musikstücks haben wenig zu tun mit dem Musikgeschmack oder der musikalischen Bildung des Menschen. Tatsache ist, daß die empfangenen Klänge auf jeden Fall einen Einfluß ausüben.

In den folgenden Kapiteln richten wir unsere Aufmerksamkeit auf die Möglichkeiten, wie wir mit Klang und Musik unser Leben bereichern können. Wir werden ihren Einfluß auf Molekular- und Zellebene, auf den Gesamtorganismus und im psychologischen und geistig-spirituellen Bereich untersuchen.

4. Kapitel

Schallschwingungen

Unsichtbarer, unhörbarer Smog

»Man wußte immer, wann sich Mr. Franiak rasierte«, schrieb Robert Ebisch in der Zeitschrift *TWA Ambassador*. »An dem Morgenritual nahm die ganze Nachbarschaft teil. Mr. Franiak stellte seinen elektrischen Rasierapparat an, und sofort spielte sein Garagentor verrückt. Solange der Rasierapparat summte, ging es ständig auf und zu.«

Wir konzentrieren uns in diesem Kapitel nicht auf den Lärm im hohen Dezibelbereich, den Mr. Franiaks Rasierapparat und seine auf- und zuklappende Garagentür verursachte, sondern allein auf die Tatsache, daß alle elektrischen Geräte wie eine Antenne wirken. Sie funktionieren, indem sie die Bewegung und die Schwingung von Elektronen nutzen, um eine Arbeit auszuführen.

Ein Elektron ist ein negativ geladenes Teilchen mit einem elektrischen Feld, das sich in alle Richtungen erstreckt, theoretisch bis in die Unendlichkeit. Vibrierende Elektronen innerhalb des Stromkreises eines Rasierapparats, eines Radios, eines Plattenspielers oder eines Heimcomputers erzeugen elektromagnetische Wellen in diesem Feld, und sofern der Komplex nicht abgeschirmt ist, bewegen sich diese Wellen in alle Richtungen weiter, ähnlich den Wellen im Wasser.

Treffen diese Wellen auf einen anderen elektrischen Stromkreis mit der gleichen Frequenz, dann können sie diesen aktivieren. Mr. Franiaks Rasierapparat erzeugte zufällig Wellen im gleichen Frequenzbereich wie sein automatischer Türöffner.

Die technische Bezeichnung für dieses Phänomen heißt elektromagnetische Interferenz (EMI). Sicher hat jeder diese Erscheinung schon einmal in Form des Schwundes (Fading) beim Rundfunkempfang erlebt, zum Beispiel, wenn man mit dem Auto unter einer Starkstromleitung hindurchfährt oder wenn das Fernsehbild gestört wird, weil sich hoch am Himmel ein Flugzeug bewegt, oder weil in der Küche ein elektrisches Gerät eingeschaltet wird. All die Millionen elektrischer Stromkreise, die ihre Schwingungen in alle Richtungen aussenden, erfüllen die Luft mit einem unsichtbaren und unhörbaren elektrischen Smog.

Was hat diese Erscheinung mit einer gesunden akustischen Umwelt zu tun?

Schwingungstransformatoren

Wir Menschen reagieren in einer Art und Weise auf Geräusche, wie es von den traditionellen Meßmethoden überhaupt nicht registriert wird. Unser Körper ist ein lebender Bio-Oszillator, ganz ähnlich wie der Quarzempfänger, der die Rundfunktöne und -geräusche aus der Umwelt auffängt, oder wie der Stromkreis in Mr. Franiaks automatischem Garagentoröffner.

Wir alle sind ein Teil des großen elektromagnetischen Stromkreises dieses Planeten und seiner unaufhörlichen Schwingung. Trotz aller oberflächlichen Unterschiede ist im Grunde jeder von uns harmonisch mit dem Universum verbunden. Dieser Zusammenschluß beruht auf genetisch vorprogrammierten Schwingungsmustern, die als Code in unserer molekularen Struktur verankert sind. Biochemiker und Astrophysiker stimmen mit den alten Yogis darin überein, daß unser Körper auf der realen Molekularebene ein System in Schwingung befindlicher atomarer Partikel ist.

Die Zellen unseres Körpers übernehmen automatisch die ankommenden Schallschwingungen, es tritt Resonanz ein. Dr.

William Tiller von der Stanford-Universtität schrieb: »Jedes Atom und jedes Molekül besitzen eine charakteristische Frequenz, bei der es Strahlung sowohl absorbiert als auch emittiert.« Die einzelnen Teile unseres Körpers sprechen auf verschiedene Frequenzen an. Möglicherweise besitzt jeder menschliche Organismus seine eigene Frequenz mit einem eigenen Grundton.

Die Welt der Schwingungen

Schall entsteht durch Schwingung eines Körpers; das kann entweder durch zufällige oder durch periodische, wiederholte Bewegung geschehen.

Das menschliche Ohr verbindet uns mit der Welt der für uns hörbaren Schallschwingungen. Durch die anderen Sinne, etwa mit Hilfe des Sehvermögens und des Geruchssinnes, kommen wir mit einem wesentlich weiteren Schwingungsbereich in Berührung, der weit über den vom Menschen hörbaren Schall hinausgeht. Die Schwingungen des sichtbaren Spektrums bewegen sich zwischen 390 Billionen und 780 Billionen Hertz, während der Bereich des menschlichen Hörvermögens ungefähr zwischen 20 und 20.000 Hertz liegt. Zum Vergleich: Die Zellen des Ohrs und des gesamten menschlichen Körpers erreichen kaum einmal Frequenzen, die 1.000 Hz übersteigen.

Wenn wir den Schwingungsbereich einmal außer acht lassen, können wir uns selbst – alle unsere Zellen und unsere Sinne – als einen in Schwingung befindlichen Transformator betrachten. In sehr realem Sinne bestehen wir im innersten Kern unserer physischen Existenz aus »Schall«. Hätten wir einen geeigneten Hörapparat zur Verfügung, wäre es möglich, unsere eigene »Harmonie« zu hören. Es liegt aber außerhalb der Möglichkeiten der meisten Menschen, diese biologische Symphonie auf Zellebene wahrzunehmen. Wir besitzen jedoch die Mittel, diese Schwingungseigenschaften sichtbar zu machen.

Sand wird vom Schall geformt

Einer der großen Pioniere auf diesem Gebiet ist der Schweizer Wissenschaftler Dr. Hans Jenny, der sich zehn Jahre lang mit der Erforschung der Wechselbeziehungen von Wellenbildung und Materie beschäftigte, indem er Schwingungen in physikalische Formen umsetzte. Seine Arbeit wiederum beruht auf den Entdeckungen des deutschen Physikers Ernst Chladni im 18. Jahrhundert, der Sand auf Stahlplatten verteilte und dann beobachtete, wie beim Spielen verschiedener Töne auf einer Violine die Sandschicht veränderliche Muster bildete.

Über die Arbeit Chladnis weit hinausgehend, verteilte Jenny Flüssigkeiten, Pulver und Metallspäne auf Platten und erzielte ganz präzise Frequenz-Reize, indem er mit Hilfe schwingender Kristalle eine Art Meßskala aufstellte. Es schien phantastisch, wie sich die harmonischen Muster auf den Platten, der musikalischen Tonleiter folgend, veränderten. Viele der erzeugten Muster nahmen organische Formen an. So erschien etwa die Form des fünfzackigen Sterns eines Seeigels, die sechseckigen Zellen der Honigwabe, die sich auflösende Spirale des Nautilus und viele andere. Jenny gebrauchte den Namen Kymatik, um die Untersuchung der vom Schall erzeugten Strukturen zu beschreiben.

Vielleicht nehmen die Schneeflocken und die Blüten ihre Gestalt ebenfalls aufgrund einer Resonanz auf bestimmte Töne in der Natur an? Vielleicht sind Kristalle, Pflanzen und sogar der Mensch in gewissem Sinne Musik, die sichtbare Gestalt angenommen hat?

Vielleicht wird in diesen Schwingungen in gewissem Sinn das Leben selbst bewahrt und weitergeführt?

Es ist durchaus möglich, wie Laurence Blair in seinem Buch *Rhythms of Vision* andeutet, daß die geometrischen und wirbelartigen Formen auf Dr. Jennys Platten deshalb erschienen, weil sie symbolhaft eine dem physischen Universum und dem menschlichen Bewußtsein zugrundliegende Ordnung darstellen. Jenny machte die Beobachtung, daß eine Figur im Sand solange unverändert bleibt, solange die Tonhöhe konstant gehalten wird. Verändert man die Tonhöhe, gerät die Struktur in Bewegung.

Stehende Wellen

Es ist auch wichtig, darauf hinzuweisen, daß es in jedem Augenblick im Grunde zwei verschiedene Muster auf der Platte gibt: Das eine, das durch den Sand gebildet wird, und dasjenige, das vom Untergrund gebildet wird, der frei von Sand ist. Was wir normalerweise als das eigentliche Muster betrachten (den Sand), das ist vielleicht gar nicht das Muster, denn der Sand sammelt sich an den Stellen, die sich gerade nicht in Schwingung befinden. Das Muster lebt und vibriert dort, wo wir den Untergrund sehen, also zwischen den Sandpartikeln. Blair sagt darüber: »Das Paradoxe ist, daß der sichtbare Ausdruck der Energie die Umkehrung des tatsächlichen Schwingungsmusters ist, das selbst unsichtbar bleibt.« Es ist, als ob der Sand eine Pause, eine Stelle des Stillstands, einen Ruheplatz auf der ansonsten in Schwingung befindlichen Platte darstellt. Technisch läßt der Sand eine stehende Welle sichtbar werden.

Die Idee der stehenden oder stationären Welle ist leicht zu verstehen, wenn wir uns an ein bekanntes Experiment aus dem Physik-Unterricht erinnern. Dabei wird eine Saite auf einen hölzernen Rahmen gespannt. Zupft man in der Mitte der Saite, bildet sie zwei symmetrische Bogen. Wird die Saite jedoch bei etwa einem Viertel ihrer Länge gezupft, bilden sich vier symmetrische Bogen. Man bezeichnet sie als Schwingungsbäuche.

Beim ersten Versuch besitzt die Saite drei Punkte, an denen sie sich im Ruhezustand befindet: Einen Punkt in der Mitte und die beiden Punkte, an denen sie am Rahmen befestigt ist. Diese drei Ruhepunkte nennt man Schwingungsknoten.

Beim zweiten Versuch, bei dem vier symmetrische Bogen oder Schwingungsbäuche entstanden, gibt es fünf Schwingungsknoten: drei an der Saite und zwei an den Stellen, an denen sie am Rahmen befestigt ist. Bleiben die Schwingungsknoten stationär, während die übrige Saite sich in Schwingungen befindet, ist eine stehende Welle entstanden.

Stehende Wellen sind verantwortlich für die Anordnung der Sandpartikel auf der Metallscheibe. Die Muster im Sand zeigen die Konturen stehender Wellen. Stehende Wellen sind ein Phänomen, das überall in der Natur vorkommt. Selbst die Spinne macht es sich zunutze.

Musikalische Spinnen

Wie James Bogh in seinem Buch *Arachne Risingo* beschreibt, können und müssen die Spinnen beim Weben ihrer Netze visuelle Strukturen nach dem »Gehör« entstehen lassen. Wäre ihnen das nicht möglich, würden sie sich in ihren eigenen Spinnweben verfangen.

Das ist das Patent der Spinnen: An den Fäden eines fertigen Spinnennetzes befinden sich gleichmäßig verteilt Tröpfchen einer klebrigen Substanz. Die gleichmäßige Verteilung der Tröpfchen wird jedoch nicht durch ein Maßsystem oder durch Augenmaß erreicht. Die Spinne umgibt vielmehr den ganzen Faden der Spinnwebe mit klebriger Flüssigkeit und zupft dann daran. Die entstehende Schwingung verteilt die Tröpfchen in vollkommen gleichmäßigen Abständen.

Beim Zupfen an der Spinnwebe bildet sich eine stehende Welle. Stehende Wellen teilen automatisch die Länge und Spannweite eines Fadens (oder einer Metallplatte) in eine gleichmäßige Zahl halber Wellenlängen. Stehende Wellen können nur in einer geraden Zahl halber Wellenlängen entstehen. Eine unvollständige Wellenlänge hat keinen Bestand. Itzhak Bentov sagt: »Wenn sich eine Struktur im Resonanzzustand befindet (das heißt, daß sie mit einer Frequenz schwingt, die ihr angemessen ist und von ihr am leichtesten unterhalten wird), dann bedeutet das die Gegenwart einer stehenden Welle.«

Auch der menschliche Körper befindet sich in Schwingung. Jeder Herzschlag erschüttert den ganzen Körper, und der Organismus reagiert auf diesen Schlag. Diese Reaktion könnte durch einen Miniatur-Seismographen gemessen werden.

Wenn das Blut aus der linken Herzkammer gepreßt wird, entsteht eine Spitze auf dem Kardiogramm, während der Abschnitt zwischen zwei Spitzen unregelmäßig gezackt erscheint. Der Grund dafür ist die Vibration, die infolge der Herztätigkeit über die Aorta, der größten Arterie, den ganzen Körper ergreift.

Wenn wir jedoch aufhören zu atmen (Halten Sie einmal den Atem an!), dann wird aus dem unregelmäßigen Auf und Ab ein ruhiges, regelmäßiges Muster, fast wie eine Sinuswelle. Der Grund für diese überraschende Veränderung besteht darin, daß das Herz-Aorta-System zu einem Resonanz-System geworden ist, in dem die Länge der Aorta eine halbe Wellenlänge des Systems darstellt. Sie erinnern sich: Befindet sich eine Struktur in Resonanz, dann bedeutet das die Gegenwart einer stehenden Welle.

Solange wir regelmäßig atmen, treffen die Druckspitzen der zurückkehrenden Schwingung irgendwo in der Aorta mit dem frisch gepumpten Blut zusammen und erzeugen auf diese Weise Interferenz-Muster, also unregelmäßige Linien auf dem Kardiogramm.

Wird jedoch der Atem angehalten, gehen sowohl Echo als auch Puls zusammen vom Herzen aus, sie bewegen sich weiter synchron auf und ab. Man sagt, daß sich der Organisms während dieser Perioden im Zustand der Resonanz befindet. Auf der graphischen Darstellung erscheinen regelmäßige Sinuswellen von großer Schwingungsweite (Amplitude), etwa dreimal so stark wie bei normaler Atmung. Charakteristisch für dieses Resonanzverhalten ist, daß ein minimaler Energieaufwand ausreicht, um es aufrechtzuerhalten.

Itzhak Bentov ist ein hervorragender Fachmann auf diesem Gebiet. Seine Arbeit hat mein Leben besonders stark beeinflußt und geprägt. In seinem Buch *Stalking the Wild Pendulum* erklärt er: »Wenn wir das Gehirn fragen könnten, wie es am liebsten behandelt werden möchte, ob aufs Geratewohl und ohne System erschüttert oder rhythmisch und harmonisch bewegt, dann können wir sicher sein, daß es (und im übrigen auch der ganze Körper) das letzere vorziehen würde.«

Glücklicherweise können wir diesen Resonanzzustand des Körpers auch herstellen, ohne daß wir den Atem anhalten. Eine Reihe anderer Techniken, zu denen Meditation, Biofeedback und das Anhören von Musik, die Meditation und Entspannung fördert, gehören, scheinen die gleiche Wirkung zu haben.

Resonanz – eine sympathetische Schwingung

Das Phänomen der Resonanz kann man auch auf andere Weise deutlich machen. Nehmen wir an, wir haben zwei Stimmgabeln der gleichen Tonhöhe, sagen wir von 440 Hertz. Schlagen wir eine davon an und erzeugen einen Ton, dann wird die zweite ebenfalls spontan zu vibrieren beginnen. Sie verhält sich so, als sei sie ebenfalls angeschlagen worden. In gewisser Weise wurde sie das natürlich auch, und zwar durch die von der ersten Stimmgabel ausgehenden Schallwellen. Diesen Vorgang bezeichnen wir als Resonanzreaktion. Voraussetzung dafür ist, daß beide Stimmgabeln die erforderliche Gleichartigkeit der Schwingungseigenschaften besitzen, durch die diese Übereinstimmung hörbar wird. In kurzen Worten heißt das: Für die beiden Stimmgabeln ist der Resonanzfall eingetreten.

Die Resonanz der beiden Stimmgabeln, die auf jeweils 440 Hertz eingestimmt sind, entsteht durch Energieübertragung von der einen zur anderen Stimmgabel. Der Resonanzfall tritt ein, wenn die von der ersten Stimmgabel ausgehende Energie die zweite mit deren eigenen natürlichen Frequenz erreicht. Ein solches System aus zwei ähnlich gestimmten Gabeln nennt man ein Resonanzsystem.

Auf molekularer Ebene gelten die Atome als Resonanzsystem, wobei der Atomkern die erste Stimmgabel darstellt, und die Elektronen übernehmen die Funktion der zweiten Stimmgabel. Sie werden als Reflexion und Echo der harmonischen Bewegung des Zellkerns angesehen. Atome und Moleküle besitzen als charakteristisches Merkmal eine individuelle Schwingung.

Wir wissen, daß nicht nur Kristalle und Violinen, sondern auch die Organe des Körpers, ja praktisch jede stoffliche Materie, nachweisbare »Töne« erzeugen.

Das Phänomen der Resonanz ist nicht abhängig von der Lautstärke, sondern von der Tonhöhe. Solange ein Objekt in sich selbst die richtige Schwingungskapazität enthält, kann es durch Außenreize in Übereinstimmung mit seiner Eigenschwingung »gespielt« werden. Daher können sogar leise Geräusche wie das Summen der Leuchtstoffröhren und der Pilotton des Fernsehgeräts, Resonanz in den Zellen und Molekülen unseres Körpers erzeugen, als ob sie Sandkörnchen einer Chladnischen Klangfigur wären.

Wenn sich Sandpartikel in Gegenwart reiner Musikschwingungen zu Mustern anordnen, wäre es dann nicht möglich, daß durch Musik erzeugte Schwingungen (sei es mit Hilfe von Instrumenten oder durch die eigene Stimme) auch einen Einfluß darauf haben können, wie die Zellen unseres Körpers angeordnet sind? Die Zeitschrift *Science News* bringt in ihrer Ausgabe vom 24. April 1984 einen wichtigen Beitrag zu der hier aufgeworfenen Frage. Danach haben Wissenschaftler jetzt entdeckt, daß DNS-Moleküle in Resonanz zu Mikrowellen oszillieren. Das bedeutet mit hoher Wahrscheinlichkeit eine nichtthermische genetische Wirkung schwacher Mikrowellen.

»Die neuen Erkenntnisse werden sicher dazu beitragen, daß die bereits kontroversen Debatten über die biologischen Einflüsse des ›elektronischen Smogs‹, der durch die wachsende Zahl elektromagnetischer Geräte verursacht wird (dazu gehören auch Mikrowellenherde, Sendetürme, Radareinrichtungen und Starkstromleitungen), neue Nahrung erhalten. Diese nichtthermischen Absorptionsmöglichkeiten mittels Resonanz sind äußerst umstritten, zumal man es für möglich hält, daß sie sich auf relativ niedrigem Energieniveau abspielen, und dem ist ein großer Teil der Bevölkerung ausgesetzt.«

Mays Swicord, Biophysiker am National Center for Devices Radio-Logical Health bei der US-Behörde für Nahrungs- und Arzneimittel, weist darauf hin, daß sich dies in doppelter Hinsicht störend auswirken könnte, weil »das DNS-Molekül so ungefähr die letzte Stelle im Körper ist, an der man sich eine Resonanz-Absorption wünschen könnte« – nämlich genau in der Desoxyribonucleinsäure, die Bestandteil des Zellkerns und Träger der genetischen Information ist.

Natürliche Resonatoren

Der Mensch hört und empfängt nicht nur mit dem Hörmechanismus. Sein ganzer Körper reagiert auf Schall und nimmt ihn auf, ob wir ihn bewußt hören oder nicht. Denken Sie daran, wie unser Bewußtsein das Ticken der Uhr oder das Summen des Kühlschranks ausblenden kann! Aber wenn es auch dem Bewußtsein gelingt, ein störendes Geräusch auszufiltern, dem Körper ist das nicht möglich.

Es ist ein physikalisches Gesetz, daß der Körper auf Schall reagiert. Dieses Gesetz scheint seine Geltung zu behalten, ob es sich um Geräusche positiver Art handelt, die das Leben günstig beeinflussen, oder um negative Geräusche, die den Menschen Kraft kosten und schwächen.

Unglücklicherweise sind viele Geräusche, denen wir ausgesetzt sind, aus dem hörbaren wie aus dem unhörbaren Bereich, von Natur aus nicht dazu bestimmt, eine Harmonie mit dem Vibrationssystem des Menschen zu bilden. Die Röntgenstrahlen sind ein allgemein bekanntes Beispiel für solche unhörbar schädlichen Schwingungen, das Summen der Leuchtstoffröhren ein alltägliches Beispiel für hörbare Geräusche, die nicht gerade zur Gesundheit beitragen.

Es hat sich gezeigt, daß der Körper als Gesamtorganismus eine Grundfrequenz von etwas 7,8 bis 8 Hertz (unhörbar) aufweist, wenn man es ihm gestattet, in seinen ganz natürlichen, entspannten Zustand zu kommen. Es ist interessant, daß die Frequenz der Hirnwellen, die im Zustand tiefer Entspannung (Alpha-Zustand) erzeugt werden, genau wie bei der Meditation im Bereich von etwa 8 Hertz liegt.

Das ist kein Zufall. Physiker haben bewiesen, daß sogar die ganze Erde selbst mit dieser Grundfrequenz von 8 Hertz schwingt. Es besteht also eine Resonanz zwischen dem menschlichen Instrument im Zustand der Entspannung und den elektrisch geladenen Schichten der Erdatmosphäre. Das scheint darauf hinzuweisen, daß es sich bei der Redewendung »im Einklang mit sich und der Welt sein« um mehr als nur um ein schönes poetisches Bild handelt.

Es hat den Anschein, als ob das uns zur Verfügung stehende Maß an Energie, Glück und akustischer Gesundheit um so größer wird, je besser es uns gelingt, Umweltbedingungen zu schaffen, bei denen die akustischen Reize – ob elektronischer, mechanischer oder musikalischer Art – sich in Harmonie mit den Schwingungsmustern befinden, die als Code in unserem Körper verankert sind. Es ist in der Tat etwas Wunderbares, wenn wir erkennen, daß unser Körper sowohl Schwingungen erzeugt, als auch durch Schwingungen in Resonanz versetzt wird.

Dr. Manners ist ein osteopathischer Arzt in Bredford (England). Wie Dr. Jenny bezeichnet er sich als Kymatologen. Er gibt zur Veranschaulichung der vom menschlichen Körper erzeugten Schallfrequenzen ein Beispiel, das ganz innerhalb des akustischen Bereichs bleibt:

Bei Kontraktionen der willkürlich steuerbaren (quergestreiften) Skelettmuskulatur, so behauptet Dr. Manners, entstehen tatsächlich Schallschwingungen, die mit Hilfe eines empfindlichen Mikrophons dem Beobachter hörbar gemacht werden können. Der Muskeltonus wird zum Muskel-»Ton«! Es wird kaum noch überraschen, daß sich die Frequenz der Leber von der des Herzens unterscheidet.

Manners ist der Meinung, dies bedeute, daß alle Prozesse, die bei der Muskelaktivität stattfinden, Schwingungscharakter haben. Chemische, energetische, dielektrische und strukturelle Prozesse folgen demnach regelmäßigen Mustern, denen Schwingungen zugrundeliegen.

Übung: Ein akustischer Versuch

Um einmal selbst zu erleben, wie unterschiedlich bestimmte Teile des Körpers auf verschiedene Tonhöhen ansprechen, singen Sie mit Ihrer eigenen Stimme einen tiefen Ton. Benutzen Sie dazu den Vokal »Ah«. Bleiben sie ganz entspannt und singen sie den Ton, ganz ungezwungen und laut. Während Sie den Ton aushalten, schließen Sie die Augen und fühlen Sie mit der Hand, an welcher Stelle Ihres Körpers Sie diesen Ton spüren. Tasten Sie weiter. Wenn Sie entspannt sind, kann der Körper die Schwingung auch an mehreren Stellen übernehmen. Danach singen Sie den gleichen Vokal etwa in mittlerer Tonlage. Suchen Sie, wo dieser Ton in Ihrem Körper Resonanz findet. Als nächstes singen Sie den Vokal ganz hoch und fühlen, wo die Schwingungen sich bemerkbar machen.

Die meisten Menschen, mit denen wir gearbeitet haben, fühlen die Resonanz der tiefen Töne in den unteren Bereichen des Körpers, Töne der mittleren Stimmlage in Brusthöhe und am

Hals, die hohen Töne in den Nebenhöhlen und im Kopfbereich.

Erzwungene Schwingungen

Dr. Manners ist der Auffassung, daß die sorgfältige Beobachtung durch Schwingung und Schall erzeugter Strukturen beweist, daß sie sich stets als Ganzes verändern. Sie zerfallen nicht in einzelne Teile oder Fragmente, sondern bewegen sich immer gemeinsam. Man kann daher zu Recht von einem ganzheitlichen oder holistischen Prozeß sprechen.

Zweifellos wird in Zukunft die Kymatik und die Anwendung des Schalls in der Medizin zu einem sehr wichtigen Forschungsgebiet werden. Der menschliche Körper, ebenso wie jedes einzelne Organ, ist keine durch Zufall entstandene Anhäufung von Materie, sondern ein gut durchorganisiertes, systematisch arbeitendes Gebilde. Wie von jedem Objekt, gehen auch vom Körper Schallwellen aus und werden Schallfelder aufgebaut. Jeder Mensch besitzt seine eigene Struktur oder seine eigene Kombination von Tönen und Frequenzen. Jeder von uns spielt seine eigene Melodie und erzeugt seine eigene, einzigartige Harmonie als Teil der Harmonie des Universums.

Wenn Dr. Manners Hypothese stimmt, dann scheint es wahrscheinlich, daß sich beispielsweise die Leber innerhalb des menschlichen Körpers in Harmonie mit dessen Schwingungsstruktur und mit den Schwingungsstrukturen der sie umgebenden Organe entwickelt. »Nehmen wir an«, meint Dr. Manners, »daß in dieses Feld ein Fremdimpuls eindringt, dessen Schwingung eine Dissonanz zur Struktur der Leber bildet.« Aller Voraussicht nach sind zwei verschiedene Reaktionen möglich.

Die erste besteht aus einer Art von außen aufgezwungener Schwingung, das heißt, die Fremdschwingung ruft eine Dissonanz hervor und beeinflußt durch ihre eigene Frequenz die molekularen Bewegungen der Leber. Dadurch wird eine Phasenverschiebung eingeleitet, indem bestimmte Schwingungskomponenten gefördert und andere aufgehoben werden. Eine solche Abweichung von der ursprünglichen Harmonie der Leber würde Streß hervorrufen und, wenn der Zustand genügend lange andauert, möglicherweise zur Erkrankung führen.

Bei der zweiten möglichen Reaktion sind die Schwingungen der Leber stark genug, das heißt, ihre Amplitude bleibt in voller Stärke und unbeeinflußt von Fremdimpulsen erhalten. Sie wird sich behaupten und schließlich den neuen Impuls zwingen, Schwingungszahl und -struktur der Leber zu übernehmen. In diesem Fall wird die stärker gewordene Schwingung die Schwingung der Lebermoleküle nur geringfügig dämpfen.

Praktisch gibt es aber noch eine dritte Möglichkeit. Sollte es nämlich der Fremdschwingung gelingen, eine Resonanzkomponente in der Schwingungsstruktur der Leber zu finden (etwa wie der Rasierapparat Mr. Franiaks im Stromkreis des Garagentoröffners), dann wird sie dadurch Kraft gewinnen und schließlich imstande sein, ihre eigene Schwingung auf die der Leber zu übertragen. Im Laufe der Zeit könnte dies sogar zu einer neuen Anordnung der Moleküle führen, die wahrscheinlich die Harmonie des Organs und die Harmonie des gesamten Körpers beeinträchtigt. Infolgedessen wird es zu Gesundheitsstörungen kommen.

Therapeutische Anwendungen

In den letzten zehn Jahren ist die Anwendung von Ultraschall (Schallwellen) zur Sichtbarmachung und Feststellung der Gesundheit ungeborener Kinder von einer Rarität zur alltäglich geübten Praxis geworden. Ultraschall hilft uns, wie die Röntgenstrahlen, das zu erkennen, was das Auge nicht sehen kann. Beide Verfahren sind ausgezeichnete diagnostische Werkzeuge. Allerdings arbeiten sie mit Schwingungsfrequenzen, die den Menschen förmlich bombardieren. Forschungen haben ergeben, daß die fortgesetzte Einwirkung von Röntgenstrahlen die molekulare Struktur der Zellen zerstört. Heute lautet die Frage: Wie sicher ist die Anwendung von Ultraschall vor der Geburt? Werden durch Ultraschall Zellen organisch verändert?

Dr. med. Robert Mendelsohn, Lehrbeauftragter für Vorsorgemedizin an der Universität in Illinois und Vorsitzender des Medical Licensing Committee für den Staat Illinois, behauptet, daß Ultraschall im Fetus zu einer Zerstörung von DNS-Zellen und zur verzögerten Reifung führt.

Dagegen steht die Forschungsarbeit von Dr. Doreen Liebeskind und ihren Kollegen am Albert Einstein-College für Medizin in New York City, die sich mit der gleichen Frage beschäftigten. Man setzte Fibroblasten (Bindegewebezellen) von Mäusen Ultraschall von gleicher Intensität aus, wie er bei menschlichen Feten angewandt wird. Man benutzte für diese Experimente sogar die gleichen Ultraschallgeräte, die zur Diagnose an menschlichen Feten eingesetzt werden. Man entdeckte, daß der Ultraschall nur einige wenige aus der Gesamtmenge der Zellen veränderte. Veränderung ist manchmal ein erster Schritt zur Krebsbildung. Dr. Liebeskind ist jedoch der Meinung, daß aufgrund der geringen Anzahl der veränderten Zellen die Ultraschall-Diagnose keine unmittelbare Krebsgefahr für den menschlichen Fetus darstellt.

Da auf diesem Gebiet noch weitere Untersuchungen erforderlich sind, sollten zu diesem Zeitpunkt die werdenden Mütter das Recht haben, daß man sie informiert und ihre Zustimmung einholt, wenn der Arzt aus diagnostischen Gründen die Anwendung von Ultraschall empfiehlt. Im Zusammenhang mit unserem Thema ist hier von Bedeutung, daß damit offensichtlich eine Bestätigung der Hypothese von Dr. Manners vorliegt, daß eine von außen einwirkende Schwingung Disharmonie erzeugen und sogar Veränderungen auf Molekular- und Zellebene bewirken kann.

Die Musiktherapie der achtziger Jahre

Wäre es nicht ebensogut möglich, zur Stärkung und Förderung des Organismus eine Resonanz oder eine Schwingungsstruktur zu übertragen, auf die sich der Körper einstimmen kann? Wenn sich der Körper bereits im Zustand der Harmonie befindet, dann könnte eine solche bekräftigende Schwingung diese Harmonie möglicherweise steigern. Befindet sich dagegen der Körper nicht im Zustand der Harmonie, könnte dann eine korrektive Form der Schwingungswellen dem Körper helfen, sich selbst wieder richtig einzustimmen und jeden gewaltsamen Eingriff in den Organismus zu überwinden?

In neuesten Berichten aus dem Zentralen Forschungsinstitut der Sowjetunion heißt es: »Wenn eine bestimmte Osziallation auf den menschlichen Körper einwirkt, kommt es zu einer Mikro-Massage der Gewebe und Zellen, die das Gleichgewicht herstellt und den Blutkreislauf, den Stoffwechsel und die Tätigkeit des Nervensystems und der endokrinen Drüsen stärkt.«

Aus dem Bericht eines Londoner Krankenhauses stammt der Hinweis: »Es stellte sich heraus, daß bestimmte Wunden in zwei Drittel der normalen Zeit heilen, wenn man sie mit Schallwellen behandelt.«

Offensichtlich hat der Schall die Aufgabe, zukünftig eine wichtige Rolle für die Gesundheit des Menschen zu spielen. Er könnte sogar einen neuen Weg zur Förderung der Gesundheit zeigen.

Transzendentale Musik

Musik als eine Form der Energie hat Einfluß auf den Körper des Menschen. Sie kann zu ihm in der Sprache der Schwingungen sprechen, sie kann helfen, diesen Körper in physische Übereinstimmung mit seinen eigenen Resonanzstrukturen zu bringen. Es ist möglich, daß es eine Musik gibt, die über den persönlichen Geschmack des einzelnen hinausgeht; eine Musik, zu der das Nervensystem tanzen möchte; eine Musik, die keiner intellektuellen Analyse oder emotionellen Beteiligung bedarf.

Forschungs- und Arbeitsberichten zufolge scheinen von der traditionellen Musik abweichende Kompositionen wie etwa die *Spectrum Suite* genau das zu bewirken. Bei dieser Art Musik gibt es keine wiedererkennbare Melodie, die man mitsummen könnte, und keine harmonischen Sequenzen, an die wir gewöhnt sind. Ganz anders als bei jeder anderen Musik, angefangen von Bach bis zum Rock, steht überhaupt kein bestimmter Rhythmus im Mittelpunkt, der sich bewußt oder unbewußt auf uns überträgt.

Wenn wir die bereits heute vorhandenen Mittel unseres westlichen Musiksystems gebrauchen, steht uns ein großes Potential zur Verfügung, mit dessen Hilfe wir Körper und Geist ins Gleichgewicht bringen und Entspannung finden können.

5. Kapitel

Entspannung durch den Ton

Die Kopplung

Vor über dreihundert Jahren bemerkte der niederländische Wissenschaftler Christian Huygens als erster, daß zwei nebeneinander aufgestellte Pendeluhren dazu neigen, zusammen im gleichen Rhythmus zu schlagen. Huygens beobachtete, daß die beiden Pendel diesen übereinstimmenden Rhythmus noch weit über die mechanische Genauigkeit der beiden Uhren beibehalten. Für Huygens schien eine Art Sympathie zwischen den beiden Uhren zu herrschen, so als ob sie zusammenbleiben wollten. Huygens beobachtet ein Phänomen, das die Wissenschaft heute als »Kopplung« bezeichnet. Die Kopplung ist eines der Grundprinzipien, die man berücksichtigen muß, will man die Reaktion des menschlichen Körpers auf den Schall verstehen.

Im vorangegangenen Kapital untersuchten wir das Phänomen der Resonanz und die Wissenschaft der Kymatik. Resonanz und Kopplung sind miteinander verwandt. Resonanz ist ein natürlicher Schwingungszustand, der sich auf atomarer, zellulärer und molekularer Ebene ereignet. Kopplung ist ein Geschehen, das sich zwischen zwei oder mehr in Schwingung befindlichen Realitäten vollzieht, wenn diese sozusagen in Gleichschritt fallen oder gleichphasig zu schwingen beginnen. Ein solches gleichphasiges System kann in Resonanz geraten. Technisch handelt es sich dabei um die gegenseitige Aufkoppelung zweier schwingungsfähiger Systeme oder Körper (Oszillatoren).

Ein Oszillator ist jedes Objekt, das regelmäßig periodisch pulsieren oder schwingen kann. Alles, was sich in Schwingung befindet, erzeugt einen »Ton« (der hörbar oder unhörbar sein kann) und verändert seine Umgebung, indem es periodische Wellen erzeugt. Bei dieser »Umgebung«, die verändert wird, kann es sich um Körpergewebe, um das Herz, um einen See, um die Luft, um ein elektrisches Feld oder irgend etwas anderes handeln.

Die Kopplung ist ein häufig auftretendes Phänomen. Immer wenn zwei oder mehr Oszillatoren in dem gleichen Feld annähernd die gleiche Schwingungsdauer aufweisen, neigen sie dazu, ihre Phasen so zu verschieben, daß sie schließlich zur exakt gleichen Zeit miteinander schwingen. Auch lebende Organismen sind Oszillatoren, die wie die Pendel Christian Huygens bei annähernd gleicher Frequenz die Neigung besitzen, sich aufzukoppeln. In unserem Körper kommt es auf allen Ebenen zu solchen Kopplungsvorgängen.

»Der einfachste einzellige Organismus oszilliert mit einer Anzahl verschiedener Frequenzen auf atomarer, molekularer und der Zell-Ebene«, schreibt George Leonard in *The Silent Pulse*. Er ist der Meinung, wenn sich schon in mikroskopisch kleinen Organismen diese unaufhörliche rhythmische Schwingung zeigt, so muß es in einem so komplexen Organismus wie dem des Menschen Schwingungsfrequenzen und Wechselwirkungen zwischen diesen Frequenzen in großer Zahl geben.

George Leonhard erinnert an einen hinreißenden Moment in dem Film *The Incredible Machine:* Zwei einzelne Herzmuskelzellen werden unter dem Mikroskop beobachtet. Zuerst pulsiert jede Zelle in ihrem eigenen Rhythmus. Danach bewegen sich die beiden Zellen aufeinander zu, und unmittelbar bevor sie sich berühren gibt es den flüchtigen Augenblick der Rhythmusverschiebung. Von da an pulsieren sie in vollkommener Synchronizität. Der Moment der Kopplung war damit auf dem Film festgehalten.

Aber was hat dieser Vorgang mit Entspannung und Musik zu tun?

Entspannung auf Zellebene

Entspannung bedeutet, mit sich selbst und mit der Welt im Einklang zu sein.

Wenn wir unseren Körper als einen lebenden Resonator betrachten, dann sind wir im Zustand der Entspannung, wenn sich unser physischer Organismus in Resonanz befindet, wenn unsere Funktionen scheinbar mühelos mit einem Mimimum an Energieaufwand ablaufen und wenn ein hoher Grad an biorhytmischer Kopplung zwischen den Oszillatoren im Innern des Organismus erreicht ist.

Da jedoch unser Organismus aus komplexen Schwingungssystemen besteht, sind wir auch abhängig von unserer Kopplung an die äußere Welt. Empfängt unser Körper Schwingungen von außen, die sich beinahe im gleichen Takt wie irgendein Teil unseres Organismus befinden, dann ist eine Kopplung wahrscheinlich. Ist die Frequenz des Außenreizes stark und beständig genug, wird der Organismus wahrscheinlich an die rhythmische Schwingung der Außenquelle angekoppelt und verliert seinen eigenen natürlichen Rhythmus. In gewissem Sinne verliert der Organismus damit den Einklang mit sich selbst. Bei den meisten Menschen erzeugt Lärm nicht nur Streß und Disharmonie, sondern auch Beschwerden und Krankheiten. Andererseits scheinen richtig ausgewählte Klänge eine Kopplung zu bewirken, durch die der Mensch tatsächlich in physische und psychische Harmonie und Ausgeglichenheit versetzt wird.

Aufgrund der Bio-Resonanz des Körpers und seiner Neigung, gekoppelte Systeme zu bilden, erkennen wir allmählich die Möglichkeit einer neuen Definition der Entspannung, die auch die Zell- und Molekular-Ebene mit einbezieht. Die beiden Worte Vergnügen und Entspannung könnten zwei sehr unterschiedliche, sich jedoch gegenseitig nicht ausschließende Zustände beschreiben.

Wenn wir beispielsweise Musik hören, die uns gefällt, dann erwarten wir, daß sie uns Entspannung bietet. In diesem Fall ist es wahrscheinlich, daß die Wahl gerade dieser bestimmten Musik und unser Vergnügen davon eine Folge der Vertrautheit ist. Wir neigen dazu, das zu mögen, was uns bekannt und vertraut ist. Wir können unserem Vergnügen Ausdruck geben, indem wir mit der Musik Assoziationen verknüpfen, indem wir uns an Dinge und Begebenheiten erinnern, die uns diese Musik ins Gedächtnis ruft, oder wir können ihrer Melodieführung folgen.

Im Jahre 1973 wurden am Psychotronischen Forschungsinstitut in Kalifornien bahnbrechende Untersuchungen durchgeführt. Die Arbeit der Wissenschaftler, zu denen Dan Kientz, Randall Fontes und ich selbst gehörten, brachte interessante Fakten zu dem Thema Entspannung und Musik.

Wir machten die Entdeckung, daß Musik, von der die Menschen *glaubten,* daß sie entspannend auf sie wirke, tatsächlich nicht die geringste physiologisch nachweisbare Entspannung brachte. Bei den durchgeführten Experimenten zeigte es sich, daß selbst dann, wenn ein hoher Prozentsatz der Versuchspersonen *subjektiv* die Stimmung von Liszts »Liebesträume Nr. 3« als »sehr entspannend, beruhigend und meditativ« bezeichnete, deren *objektive* Entspannungsreaktionen sich wesentlich schwächer als erwartet erwiesen. (Die Klassifizierung bestimmter klassischer Musikstücke als »entspannend, meditativ, beruhigend« durch die *Music Research Foundation,* einer von den US-Gesundheitsbehörden geschaffenen Einrichtung, erfolgte kurz nach dem Zweiten Weltkrieg. Die US-Regierung suchte damals nach Möglichkeiten zur nicht-medikamentösen Behandlung von Kriegsteilnehmern, die unter einer Bombenneurose litten.)

Wir führten verschiedene Tests durch; unter anderem wurde

die elektrische Leitfähigkeit der Haut, die Galvanische Hautre-aktion (GSR) gemessen sowie mit Hilfe der Kirlian-Fotografie die elektromagnetischen Energiefelder sichtbar gemacht. Bei keinem dieser Versuche wurden die Reaktionen der Versuchs-personen durch das Liszt-Stück so verändert, daß sich Werte ergeben hätten, die der Tiefenentspannung entsprechen. Im Gegenteil: Die Geräte wiesen einen hohen Grad angespannter Hirnaktivität nach.

Obgleich durch die subjektiven verbalen Reaktionen die Musik als »beruhigend und entspannend« bezeichnet wurde, waren die objektiven Reaktionen des Körpers, der Grad der Entspannung, wesentlich geringer als erwartet.

Musik zur Entspannung

Musik wird im allgemeinen nicht bewußt in der Absicht kom-poniert, entspannend oder heilend zu wirken. Es überrascht deshalb nicht, daß der Einfluß dieser Musik auch nicht wirklich entspannend und heilsam ist.

Das soll keineswegs heißen, daß diese Musik nicht gut ist. Es legt aber nahe, daß wir gut daran tun, für die angestrebte Reak-tion auch die geeignete Musik einzusetzen. In der Tat, die Aus-wahl von Musik, die wirklich der Entspannung dient, ist etwas sehr viel Komplizierteres, als einfach Stücke auszusuchen, die von den meisten Menschen für entspannend, meditativ oder beruhigend gehalten werden. Aus dem gleichen Grund sind die Möglichkeiten zur Zusammenstellung eines Programmes, das die Gesundheit durch den Klang fördern soll, wesentlich grö-ßer, als wir bisher glaubten.

Neben den klassischen Musikstücken, die als entspannend, besänftigend und beruhigend eingestuft wurden, untersuchte das Team der kalifornischen Wissenschaftler auch die *Spectrum Suite*. Bei den Testpersonen rief diese Musik eine dramatische Veränderung der GSR-Werte und der Kirlian-Bilder hervor. Sie zeigten jetzt einen bedeutenden Grad der Entspannung an. Nachfolgende Untersuchungen, bei denen auch Elektro-Aku-punktur, Angewandte Kinesiologie und Kinesionik eingesetzt wurden, haben diese Ergebnisse bestätigt.

Überdies erwies sich die außerordentlich entspannende Wirkung dieser Musik als vollkommen unabhängig von Alter, Geschlecht und Bildung der Hörer. Sie erleichterte die Entspannung bei jungen und alten Menschen, bei Männern wie bei Frauen, bei Menschen, die eine gute Erziehung genossen hatten ebenso wie bei weniger Gebildeten, ganz ohne Rücksicht auf den jeweiligen musikalischen Geschmack.

Das Schöne an dieser Musik ist, daß sie die Gesundheit ohne die geringste Mühe zu fördern vermag. Der gesamte Körper zeigt eine ganz natürliche Reaktion. Der musikalische Reiz scheint auf Zellebene aufgenommen und verarbeitet zu werden.

Die Zuhörer verstehen die Sprache der Schwingungen der *Spectrum Suite*. Ein Hörer drückte es so aus: »Mit dieser Musik hört man sich selbst, nicht nur die Musik.« ein anderer sagte: »Es ist etwas ganz Neues, eine Art Körper-Konzert.« Und wieder ein anderer Hörer erklärte: »Das ist nicht einfach eine Musikkassette, sondern eine klingende persönliche Erfahrung.«

Wenn sich die einzelnen Teile des Körpers im Zustand der Resonanz befinden, braucht der Körper nicht zur Arbeit gezwungen zu werden, er funktioniert vielmehr ohne die geringste Anstrengung, als ob alles miteinander im Einklang wäre.

Ich habe die Erfahrung gemacht, daß ein von außen kommender Rhythmus, wie ihn so gut wie jede Musik – von Bach bis Rock – aufweist, kaum jemals so entspannend wirkt wie ein Rhythmus, den sich das eigene Nervensystem des Menschen in seinem Innern sucht. Nach meiner Auffassung ist die biorhythmische Kopplung zum größten Teil verantwortlich für die positiven Wirkungen meiner Musik auf so viele ganz unterschiedlich geartete Menschen. Der Atem wird langsamer, der Herzschlag regelmäßiger, die Hirnaktivitäten verlangsamen sich bis zum Alpha-Rhythmus. Kurz gesagt: Die Entspannung tritt sowohl auf physiologischer als auch auf psychischer Ebene ein. Soweit wir das beurteilen können, wird es dem Körper damit möglich, seine eigene innere Natur und Harmonie auszudrücken.

Eine weitere Steigerung des Entspannungseffektes wird durch kreative Visualisierung entsprechender Bereiche des Körpers erreicht, die von der Resonanz des Schalles ergriffen werden. Die Anwendung von Musik und Imagination als Werkzeug zur Förderung des psychischen Wohlbefindens wird vor allem in Kapitel 10 dieses Buches behandelt.

Ein offensichtlicher Widerspruch

Es könnte an dieser Stelle hilfreich sein, wenn wir einräumen, daß wir es hier mit einem offensichtlichen Widerspruch zu tun haben. Einerseits scheinen die Resultate der kalifornischen Wissenschaftler darauf hinzuweisen, daß klassische Musik – selbst solche, die im allgemeinen als entspannend und beruhigend bezeichnet wird – möglicherweise nicht viel zur Entspannung beiträgt. Andererseits gibt es Forschungsergebnisse traditioneller Musiktherapeuten, die anscheinend zeigen, daß bestimmte klassische Musik Entspannung herbeiführen kann.

Wie können wir diese unterschiedlichen Ergebnisse miteinander in Einklang bringen?

Hier sind ganz verschiedene Faktoren im Spiel. Einer der wichtigsten betrifft die relative Tiefe der erzielten Entspannung. Es ist klar, daß die meisten Menschen überhaupt nicht gelernt haben, den Zustand *tiefer Entspannung* von einem oberflächlichen Entspannungszustand zu unterscheiden. Wenn man die physiologische Norm außer acht läßt, kann fast jede Musik (außer Punk-Rock, Disko oder Heavy Metal) »entspannend« sein.

Als zweites sollte man daran denken, daß der Körper mehr als alles andere Harmonie anstrebt, geheilt werden möchte und zur Ganzheit gelangen will. Er wird alles in seiner Macht Stehende tun, um sein Gleichgewicht wiederherzustellen und um sich zu heilen, wenn er angemessene Hilfe oder Hinweise erhält. Im Körper nimmt jede kleine »akustische« Hilfe einen langen Weg. Dabei stellt der »gemeinsame Nenner Schwingung« – der Ton selbst, die reine Energie – die eigentliche Hilfe dar. Voraussetzung ist, daß sich dieser Ton sozusagen im richtigen Spielfeld befindet.

Es gibt im Zusammenhang mit den scheinbar widersprüchlichen Versuchsergebnissen einen dritten Faktor. Wie wir bereits zuvor sagten, hat in der Musik jeder Mensch seinen eigenen Geschmack. Was dem einen eine musikalische Freude ist, kann einem anderen zuwider sein. Lange ehe die Versuchspersonen an einem Forschungsprojekt teilgenommen haben, kannten viele von ihnen bestimmte Arten von Musik und hatten vielleicht auch gelernt, sich unter ihrem Einfluß zu entspannen. Dieser »konditionierte Lernprozeß« hat zweifellos die Testergebnisse beeinflußt.

Dieser Faktor erinnert uns an ein anderes Vehikel der Heilung, an den Geist. Die Wissenschaftler aus Kalifornien konzentrierten sich vollkommen auf die physische Entspannung ohne Beteiligung des Geistes, das heißt, sie stellten ihre Untersuchungen nur auf der Zell- und Molekularebene an. Andere Forscher berücksichtigten bei ihrer Arbeit über die Wirkungen der Musik auch die emotionalen, intellektuellen, imaginativen und assoziativen Fähigkeiten. Im Bereich der klassischen Musik können aber psychische Reaktionen ausgelöst werden, die bei der Herstellung eines heilungsfördernden Umfeldes ebenfalls sehr nützlich sind.

In einem höheren Sinn schließen sich vielleicht die beiden

Ansichten gar nicht gegenseitig aus. Sie können beide erfolgreich genutzt werden, um Entspannung herbeizuführen, auch wenn die Methoden sich voneinander unterscheiden und auf verschiedenen Wegen das Ziel erreichen.

Harmonie wiederfinden

Tiefenentspannung und Meditationstechniken erzeugen einen physiologischen Zustand, der die Gesundheit stärker fördert als bloßes »Ausruhen«. Biofeedback und Yoga gehören ebenfalls zu diesen Techniken. Eine der einfachsten Methoden, den Zustand der Tiefenentspannung zu erreichen, bleibt das Anhören von Musik, die speziell zur Entspannung und Meditation komponiert wurde. Wir behaupten, daß die Musik, die der Bewältigung von Streß oder der Förderung der Meditationsbereitschaft dient, eine natürliche Alternative oder Ergänzung zu den Tranquilizern und Sedativa darstellt, mit denen wir sonst jede Streßsituation bekämpfen. Wir behaupten nicht, daß Musikhören jede streßbedingte Krankheit *heilen* kann, aber sie kann sicherlich in sehr vielen Fällen eine Hilfe sein.

Manchmal ist Streß, wie die Spitze eines Eisbergs, nur das Anzeichen eines tieferliegenden Problems, etwa einer körperlichen Erkrankung oder einer schweren psychischen Störung. Ist das der Fall, sollte man stets die Hilfe eines Arztes oder Therapeuten in Anspruch nehmen.

Heute beginnen Ärzte, Chirurgen und Therapeuten, bei Patienten, die unter Streß leiden, ebenfalls Meditations- und Imaginationstechniken sowie die Musik einzusetzen, um damit Entspannung herbeizuführen und den Bedarf an Beruhigungsmitteln zu senken. Die medizinische Forschung berichtet von verbesserter Lebensqualität, Rückgang der Nebenwirkungen von Medikamenten und der tödlichen Unfälle sowie Reduzierung der Arzneimittelkosten.

Wie wir gesehen haben, steigt der Lärmpegel in der Welt des 20. Jahrhunderts häufig so stark an, daß wir dadurch die innere Harmonie verlieren können. Die Menschen bemerken aber nur selten, daß der innere Einklang zerstört ist, weil sie niemals gespürt haben, wie es ist, in dieser Harmonie zu leben. Die unaufhörlich wachsende akustische Belastung kommt noch zu den anderen Streßfaktoren hinzu, denen wir uns zu Hause wie im Beruf ständig gegenübersehen. Die Streßbelastung muß unbedingt reduziert werden, indem wir für mehr Entspannung in unserem Leben sorgen.

Die Umwelt paßt sich uns nicht an. Wir müssen lernen, uns ihr anzupasssen, oder wir müssen sie verändern.

Ein erster Schritt könnte es sein, daß wir einmal feststellen, welche Umweltfaktoren so verändert werden können, daß der Streß geringer wird, und welche dazu genutzt werden können, um die Streßauswirkungen zu kompensieren, Entspannung herbeizuführen und damit die Gesundheit zu fördern. Indem wir begreifen, wie Schall und Musik unseren Körper, unsere Emotionen und unseren Geist beeinflussen, können wir beginnen, wirksame Veränderungen in unserem Leben einzuleiten. Diese Veränderungen können den negativen Umgebungseinflüssen entgegenwirken und verhindern, daß wir ständig von einer Unmenge schädlicher Außenreize manipuliert werden.

Es ist Zeit, daß der Mensch sich auf sich selbst einstimmt, seine innere Harmonie wiedergewinnt. Wir wollen Sie darin bestärken, selbst von Grund auf die Verantwortung dafür zu übernehmen, daß Sie mit sich selbst in Einklang kommen und diese Harmonie aufrechterhalten.

Beginnen Sie damit, die subtilen Veränderungen zu beobachten, die der Ton in Ihnen bewirkt. Das dient als Vorsichtsmaßnahme und wird in Ihnen ein stärkeres Gefühl dafür schaffen, wann die Welt Ihre Widerstandskräfte angreift. Achten Sie darauf, wie Ihr Körper und Ihre Emotionen auf verschiedene Industriegeräusche und Lärm sowie auf verschiedene Arten von Musik reagieren. Nur wenn Sie das lernen, werden Sie imstande sein, sich damit positiv auseinanderzusetzen und Ton und Musik für Ihre Gesundheit zu nutzen.

Beginnen Sie zu Hause!

Zu meinen liebsten Grundregeln für ein harmonisches Leben gehört der Satz: »Akustische Gesundheit beginnt daheim.« Entspannung, von vielen Fachleuten als Hauptvoraussetzung zur Erhaltung und Bewahrung der Gesundheit angesehen, kann mühelos daheim erlernt und ausgeführt werden.

Warum beginnen Sie nicht mit Musik? Wenn Sie einen Arbeitstag voller Lärmbelastung hinter sich haben, verdienen Sie den Genuß angenehmer, entspannender Musik. Legen Sie eine Kassette oder eine Platte auf und erfüllen Sie Ihre Umgebung mit entspannenden, beruhigenden Schwingungen. Suchen Sie etwas aus, von dem Sie das Gefühl haben, daß es für Ihre momentanen Bedürfnisse richtig ist.

Hören Sie zur Entspannung vor allem Musik, die schon von sich aus das Nervensystem beruhigt und nicht zusätzliche Nervosität schafft. Auf diese Weise nutzt der Körper den Energiestrom besser, als er das bei einer Musik mit starken rhythmischen Strukturen könnte.

Manche Menschen haben entdeckt, daß sie besser und ohne Medikamente mit nervösen Spannungskopfschmerzen fertig werden, indem sie sich vollkommen auf die Musik konzentrieren. Das darf kein analytischer oder kritischer Hörprozeß sein, sondern bleibt ganz im Bereich der Imagination. So können Sie sich beispielsweise vorstellen, daß die Musik ein beruhigender Strom ist, der Sie überflutet. Viele Menschen gebrauchen das Imaginationsbild, daß ihre angespannte oder überanstrengten Muskeln von den Klangwellen selbst massiert werden.

Eine zweite Technik könnte es sein, sich vorzustellen, daß ein anderer Ihre Schläfen oder die verkrampften Schultern massiert. Spüren Sie die Hände, während die Melodie immer stärker wird und zusammen mit Ihrem Atem dahinströmt.

Eine andere Methode besteht darin, auf die Zwischenräume zwischen den einzelnen Tönen zu hören.

Bei dem nächsten Versuch stellt man sich vor, selbst das Instrument zu sein, das den Ton hervorbringt. Fühlen Sie die Schwingungen, die das Musikinstrument spürt, wenn es gespielt wird.

Ein anderes Bild: Stellen Sie sich vor, daß die Musik in Ihnen atmet!

Das Wesentliche bei all diesen Techniken ist es, daß Sie dabei vollkommen im Klang aufgehen.

Eine neue Hörgewohnheit

Die meisten von uns haben bereits ihre eigene Art des Musikhörens gefunden. In erster Linie dient uns Musik zur Unterhaltung oder zum Tanzen. Die meisten sind ebenfalls daran gewöhnt, Musik im Hintergrund zu hören und den Klang als eine Art harmlose akustische Tapete zu betrachten.

Wer Musikwissenschaft studiert, lernt analytisch und kritisch zu hören, das heißt, Form und Struktur der Musik zu analysieren und die Qualität der technischen Ausführung zu beurteilen. Aber nichts davon ist notwendigerweise eine Methode des Musikhörens, die eine nennenswerte entspannende oder therapeutische Wirkung besitzt oder dazu beiträgt, die erhebenden und transzendenten Aspekte der Musik erfahrbar zu machen. Die meisten Menschen haben nie gelernt, Musik in heilsamer Weise zu hören.

Wenn Sie Musik so hören wollen, daß sie entspannend und therapeutisch wirkt, achten Sie auf die Reaktion ihres eigenen menschlichen Instruments auf den Klangreiz. Werden Sie körperlich und geistig ruhig und entspannt? Oder fühlen Sie sich eher angespannt und unbehaglich?

Achten Sie dabei nicht nur auf die *Musik,* sondern auch auf *sich selbst.* Registrieren Sie, was mit Ihnen geschieht, während Sie der Musik zuhören.

Musikhören zu Hause

Ihre Körperhaltung kann das Hörerlebnis beeinflussen. Viele Menschen empfinden es als angenehm, sich entweder mit leicht angezogenen Knien und einem zusammengefalteten Handtuch im Nacken hinzulegen oder aber aufrecht zu sitzen; die Hände ruhen auf den Oberschenkeln, die Handflächen sind nach oben gerichtet, als ob man ein Geschenk in Empfang nehmen will. Probieren Sie es aus. Vielleicht entdecken Sie, daß eine andere Position für Sie noch günstiger ist. Versuchen Sie einmal, Ihre Füße so auszurichten, daß sie in Richtung der Lautsprecher zeigen (Soul-Musik über die Fußsohlen!).

Hören Sie gemeinsam mit einem Partner Musik; dann legen Sie einmal Fuß an Fuß oder lehnen Sie Rücken an Rücken. Auf diese Weise wirkt Ihre Körper als Tonabnehmer oder Verstärker, der den Schall auf den Partner und durch den Partner wieder auf Sie überträgt.

Achten Sie darauf, ob die Musik jeweils unterschiedlich klingt, wenn Sie verschiedene Stellungen einnehmen. Gelegentlich fällt sogar auf, daß das gleiche Musikstück immer anders klingt, wenn man es mit verschiedenen Partnern zusammen anhört.

Musikhören in der Öffentlichkeit

Einige der gewonnenen Erkenntnisse können Sie auch einsetzen, wenn Sie Musik in einem Live-Konzert hören. Selbstverständlich können Sie im Konzertsaal nicht die Stellungen einnehmen, die für das häusliche Musikhören empfohlen wurden. Sie werden es im allgemeinen auch kaum wagen, die Musik durch den Körper auszudrücken. Es würde stören, wenn Sie sich auf Ihrem Platz hin- und herwiegten. Man kann aber verschiedene Arten des Zuhörens von Innen her untersuchen, die es erlauben, auch ein Original-Konzert mit größtmöglichem Gewinn zu genießen.

Überlegen Sie als erstes, was Sie da überhaupt hören.

Wenn Sie ein Konzert besuchen, ist das, was Sie hören, noch niemals zuvor ganz genauso gespielt worden und wird aller Wahrscheinlichkeit nach auch danach niemals wieder genauso gespielt werden. Jedes Konzert und jede Vorstellung ist in Verbindung mit Ihrer persönlichen Reaktion ein einmaliges Ereignis. Es gibt ein subtiles Zusammenspiel emotionaler und physischer Beziehungen zwischen dem Künstler oder den Musikern, Ihnen selbst und dem übrigen Publikum. Warum versuchen Sie nicht, den größtmöglichen Nutzen daraus zu ziehen? Genießen Sie voll und ganz! Hören Sie die Musik mit der Kraft Ihrer schöpferischen Phantasie!

Sie können beim Zuhören die Augen schließen. Es ist allgemein bekannt, daß beim Schließen der Augen die äußeren visuellen Reize ausgeschaltet werden und auf diese Weise die Fähigkeit des Zuhörers gesteigert wird, sich ganz auf den Klang zu konzentrieren. Sie sind nicht verpflichtet, stets den Blick auf den Dirigenten oder auf die Musiker zu richten. Sie können Ihre eigenen inneren Reaktionen auf die Musik beobachten. Wenn Ihre Phantasie arbeitet, können Sie den Film auf der Leinwand Ihres Geistes betrachten.

Eine der besonderen Qualitäten des Konzertes besteht darin,

daß Sie nicht nur mit Ihrer eigenen Energie zuhören, sondern auch mit der kollektiven Energie aller Anwesenden. Die gesammelte Aufmerksamkeit des Publikums erzeugt ein starkes Energiefeld, das die entstehenden Klänge ebenso beeinflußt, wie es darauf einwirkt, auf welche Weise diese Klänge unseren Körper und unseren Geist berühren.

Ein Paradoxon

Ein ganz erstaunliches Paradoxon im Hinblick auf den Nutzen des Musikhörens macht sich am Ende (manchmal auch schon vorher) eines klassischen Konzerts bemerkbar: Es ist das harte Stakkato des ohrenbetäubenden Applauses. Ist es nicht merkwürdig, daß die Schönheit der Musik durch den feuerwerksartigen Lärm, den das Publikum vollführt, derart zerstört wird?

Eine ähnliche Erscheinung ist das lästige Husten, das vorwiegend in den ruhigen Teilen eines Konzerts auftritt. Es gibt Anlaß zu der Überlegung, daß es sich bei diesem Phänomen vielleicht weniger um einen Reflex der Kehle handelt, sondern mehr um eine unbewußte Sabotage und ein Bedürfnis nach Aufmerksamkeit.

Es ist nicht unsere Sache zu beurteilen, ob das geschieht, weil der einzelne Zuhörer auch »seinen Auftritt« haben will und sich unbewußt wünscht, selbst auf der Bühne zu stehen, oder weil er das Wohlgefühl oder eine gewisse Rührung nicht ertragen kann und deshalb die eigenen Empfindungen sabotiert. Es scheint, als ob die Zeit gekommen ist, neue Formen zu entwickeln, um Anerkennung auszudrücken, ohne die eben geschaffene Schönheit zu zerstören. Es könnte sowohl für das Publikum als auch für die Künstler von Nutzen sein, auf diesem Gebiet etwas zu ändern.

Geben Sie Ihrem Körper eine Chance!

Letzten Endes ist es vielleicht gar nicht wichtig, daß wir herausfinden, ob die Musik selbst die Entspannung bewirkt oder ob sie den Körper lediglich dabei unterstützt, sich selbst zu entspannen. Wir wissen, daß unser Körper ein Organismus ist, der von selbst wieder mit sich ins reine kommt, wenn wir ihm die Gelegenheit dazu geben. Es könnnte sein, daß Musik einfach nur die Fähigkeit zur Selbstheilung und Entspannung des Körpers verstärkt. Selbst wenn das zutrifft, kann die Musik einen wichtigen Beitrag zum Heilungsprozeß leisten. Das Wichtigste ist stets unsere Gesundheit und unser Wohlbefinden. Musik als Therapie hat große Ähnlichkeit mit dem Aspirin: Wir wissen nicht genau, *wie* es wirkt, wir wissen nur, *daß* es offensichtlich wirkt. Aspirin verwenden wir ohne zu zögern. Warum nicht auch die Musik?

Heute besitzt der Mensch alle Voraussetzungen, um die akustischen Bedingungen seiner Wohnräume und Arbeitsplätze so zu gestalten, daß er die Wirkung entspannender und harmonischer Musik nutzen könnte. Solche Musik wäre dem Nervensystem unseres Körpers zuträglicher als die Lärmkulisse unserer Städte. Da der Körper von Natur aus harmonischere Klänge bevorzugt, würde er wahrscheinlich auf die Musik reagieren und sich einstimmen.

Um im Haus oder in der Wohnung eine entspannende Atmosphäre zu schaffen, kann man wählen, ob man Musik, natürliche Geräusche oder ein Breitband maskierender Frequenzen hören will. In größeren Städten sind natürliche Geräusche in den meisten Schallplattengeschäften zu bekommen.

Es ist nicht die einzige Form einer akustischen »Diät«, bei Musik Entspannung zu suchen. Im siebenten Kapitel weisen wir auf Möglichkeiten hin, selbst Geräusche zu erzeugen, etwa durch Singen und die eigene Stimme oder indem man seine eigene Musik auf dem Klavier, der Gitarre oder einem anderen Instrument selbst zum Ausdruck bringt.

6. Kapitel

Klang als Medizin

Medizin und Gesundheit

John Torinus, Herausgeber der *Post-Crescent* in Appleton (Wisconsin), lag kürzlich fünf Tage lang in der kardiologischen Abteilung des örtlichen Krankenhauses, »damit das Herz wieder auf den richtigen Kurs gebracht wird«, wie er sagte. Neben der medizinischen Behandlung verordnete der Herzspezialist Dr. David Warner »schöne Musik« für Mr. Torinus. Er brachte ihm einen Kassettenrekorder und vier Kassetten, die er sich zur Entspannung während seines Klinikaufenthalts anhören sollte.

»Für mich waren die Bänder faszinierend«, schreibt Torinus in seiner Kolumne. »Während ich da in meinem Krankenhausbett lag und der Musik lauschte, stand es für mich ganz außer Frage, daß sie ungeheuer zu meiner Entspannung beitrug.«

Dr. Warner verwendet Kassetten vor, während und nach Operationen. Er läßt seine Patienten über Kopfhörer Musik hören; sie behalten die Kopfhörer sogar während der Narkose, denn die Musik wirkt auf unbewußter wie auf bewußter Ebene. Dr. Warner behauptet, daß er erst am Anfang seiner Untersuchungen über die Anwendung der Musik zur Heilung des menschlichen Körpers stehe.

Gesundheit ist nicht einfach die Abwesenheit von Krankheit, sondern vielmehr eine positive Lebensqualität. Sie steht in enger Beziehung zu unserer Fähigkeit, kreativ zu sein, an etwas Freude zu haben, sich weiterzuentwickeln und alle Möglichkeiten im Leben, in der Liebe, bei der Arbeit und im Spiel, voll und ganz zum Ausdruck zu bringen.

Die holistische oder ganzheitliche Medizin ist zum Teil eine Reaktion auf die zunehmende Entpersönlichung in weiten Bereichen der modernen Medizin. Diese zeigt die Tendenz, den Fehlfunktionen der Organe besonderes Gewicht beizumessen und betrachtet den Körper als einen biochemischen Mechanismus, der gelegentlich einer Reparatur bedarf. Die holistische Medizin dagegen sieht den Patienten als ganzen Menschen und versucht, nicht nur auf die Krankheit, sondern auf die Gesundheit und das gesamte Leben dieses Menschen einschließlich seiner Umwelt zu reagieren.

Dr. phil. Robert Ornstein trifft den Nagel auf den Kopf, wenn er sagt: »Unsere medizinische Bemühung ist in erster Linie auf die Behandlung von Krankheiten gerichtet, nicht auf die individuelle Verantwortlichkeit für die Gesundheit. Wir versuchen, physische Probleme eher von außen her mit Medikamenten unter Kontrolle zu bekommen, als die dem Menschen innewohnenden Selbstheilungskräfte einzusetzen.«

Während sich der Arzt auf die Heilung einer Krankheit und die Verhütung diesbezüglicher künftiger Probleme konzentriert, steht beim Heilpraktiker das Bestreben im Mittelpunkt, dem Menschen zu helfen, seine eigenen einzigartigen Möglichkeiten zu entwickeln.

Wenn wir über Gesundheitspflege sprechen, dann meinen wir damit nicht unbedingt, daß bestimmte Dinge *am* Menschen zu tun sind, wie das heute im allgemeinen die Norm ist. Stattdessen legen wir Wert darauf, etwas *mit dem Patienten zusammen* zu tun, das heißt, daß der Patient bewußt eine Rolle bei seiner eigenen Heilung und Entwicklung spielt.

Musik und Heilung

Vieles von dem, was man heute als Heilung bezeichnet, ist in Wirklichkeit Selbstheilung. Viele Ärzte geben sogar zu, daß sie selbst die Heilung nicht vornehmen. Sie helfen nur dabei, sich von einem Problem freizumachen, das sich im Organismus zeigt und den Körper daran hindert, sich selbst zu heilen.

Richtig angewandt, kann Musik oft den Heilungsprozeß erleichtern. Die Form, in der das geschieht, kann sehr unterschiedlich sein.

Musik im Krankenhaus

Manche Kliniken erlauben – und fördern – heute Musik in ihren Mauern. So zum Beispiel das Kaiser-Permanente Medical Center in Los Angeles, wo sich die Patienten bei Schmerzen nicht allein auf die verordneten Medikamente verlassen. Zu bestimmten Zeiten stehen außerdem beruhigende Musik und Entspannungsübungen unter Anleitung (auf Kassetten) zur Verfügung. Einige Ärzte an diesem Krankenhaus »verordnen« sogar Tonbänder anstatt Schmerz- und Beruhigungstabletten.

»Wir fordern die Patienten auf, das Band jedesmal aufzulegen, wenn sie es brauchen«, sagt Dr. David Walker, der sich auf Verhaltensmedizin spezialisiert hat, »sei es unmittelbar bevor sie in den Operationssaal geschoben werden, oder auch, wenn die Ärzte mit ihnen sprechen. Sie können schließlich das Band immer wieder in ihrer Vorstellung ablaufen lassen, selbst wenn sie es gar nicht hören, und damit die gleichen Resultate erzielen.«

Das Kaiser-Permanente besteht aus einem Netz medizinischer Zentren, die an verschiedenen Orten in den USA arbeiten. Viele von ihnen setzen Musik auf neue Art und Weise ein. In den Kaiser-Permanente-Kliniken in Oakland und San Franzisko arbeitet man mit einem Musikprogramm zur Entspannung und/oder einer Anleitung zur Entspannung mit Hilfe von Musik vor Herzoperationen, zur Ergänzung der chemotherapeutischen Behandlung, bei Patienten mit chronischen Rückenschmerzen und bei Kranken mit Lähmungserscheinungen infolge Wirbel- und Rückenmarkverletzungen. Ambulante Patienten mit streßabhängigen Erkrankungen wie Bluthochdruck, Migränekopfschmerzen und Magengeschwüren werden dazu angehalten, ebenfalls diese Musik- und Entspannungsübungen durchzuführen.

Es ist eine relativ neue Entwicklung, daß in der Klinik Musik ständig und überall zur Verfügung steht, nicht nur in den Abteilungen für Musiktherapie. Soweit uns bekannt ist, wurde diese Entwicklung von Patienten gefördert, die mit der Anwendung von Musik zur Entspannung vertraut waren und ihre Kassetten mit in die Klinik und in den Operationssaal brachten. Sie erkannten, ohne daß man es ihnen gesagt hatte, daß Musik hilft, sich zu entspannen.

Bei Ärzten, Pflegepersonal und anderen Patienten, die diese Musik hörten, wuchs das Interesse daran. Sie waren fasziniert von ihrem wohltuenden Einfluß. Für mich persönlich gehörte es zu den angenehmsten und befriedigendsten Aufgaben, in diesen Instituten eine von Musik erfüllte Atmosphäre zu schaffen.

Die Atmosphäre der Klinik

Das Kaiser-Permanente ist nur eine von verschiedenen Einrichtungen, die mit Erfolg meine eigene Entspannungsmusik (und seit kurzem auch die anderer Komponisten) anwenden, um Streß abzubauen, Schmerzen zu lindern und die oft sterile Krankenhausatmosphäre persönlicher zu gestalten. Dazu gehören auch das angesehene Medical Center der Universität von Massachusetts in Worcester, das Beth Israel-Hospital in Boston, das Hahnemann University Hospital in Philadelphia, das Walter Reed Army Medical Center, das Mount Zion Hospital in San Franzisko, das A.R.E. Medical Center in Phoenix und das Simonton Cancer Research and Counseling Center in Dallas/Fort Worth.

Die Ärzte Dr. William und Gladys McGarey vom A.R.E.

Medical Center in Phoenix berichten, daß dort Musik im Entbindungssaal, im Biofeedback-Raum, im Sprechzimmer und während der Physiotherapie ebenso eingesetzt wird wie im Warteraum und in der hauseigenen Geschenkeboutique. In einem der Krankenhäuser unterstützt die Musik die Bemühungen der Patienten, nach einem Schlaganfall das Sprechvermögen wiederzuerlangen. In einer anderen Klinik hilft sie den Verbrennungsopfern, mit ihren Schmerzen fertigzuwerden, während die Brandwunden heilen. In einer dritten Klinik wird Musik bei Krebspatienten mit chronischen Schmerzen eingesetzt.

Manche Musikprogramme besitzen die Tendenz, geistige Bilder hervorzurufen, andere entwickeln eher einen Zustand inneren Losgelöstseins. Die meisten unterstützen den Abbau der körperlichen Streßsymptome wie beschleunigte Herztätigkeit und Bluthochdruck.

Man hat Musik bei der Geburt und Entbindung eingesetzt und zur Unterstützung beim Erlernen der Entspannungsmethoden, die man während der Geburt und in den Wochen, ehe das Baby kommt, so nötig braucht. Es gibt eine große Zahl von Berichten glücklicher Mütter, die beschreiben, wie außerordentlich die Musik die Wehentätigkeit und den Geburtsvorgang erleichtert hat.

In Pflegeheimen ist Musik eine Hilfe für die Menschen, die versuchen, die verwirrten Fäden ihres Lebens wieder zu einem Ganzen zusammenzufügen. Musiktherapie leistet gute Dienste, wenn wir die Summe des Lebens ziehen und uns auf den Tod vorbereiten. Sie kann auch helfen, mit dem Kummer über den Tode eines geliebten Menschen fertig zu werden.

Die Musikwiedergabe

Anfang der siebziger Jahre waren Kassettenrekorder noch ziemlich neu auf dem Markt. Sie waren eigentlich dazu bestimmt, das gesprochene Wort aufzuzeichnen und boten bei der Musikwiedergabe eine schlechte Tonqualität. Dennoch brachten schon damals die Patienten ihre Geräte mit in die Klinik. Ganz gleich, wie schlecht der Klang war, die Musik schien zu wirken. Heute, nachdem bewegliche Stereogeräte und Kopfhörer entwickelt wurden, können sich die Patienten ganz in ihre Musik vertiefen. Sie genießen eine klanggetreue Tonwiedergabe, ohne ihre Nachbarn zu stören.

In manchen Kliniken werden besondere Programme mit entspannender Musik über das allgemeine Lautsprechersystem gesendet. Dadurch steht die Musik ganzen Abteilungen und Stationen zur Verfügung. Im Hinblick darauf habe ich verschiedene Programme auf Bändern mit langer Spieldauer aufgenommen, die bis zu acht Stunden fortlaufend entspannende Musik enthalten. Sie sind für bestimmte Situationen, etwa langwierige Operationen, die Wehentätigkeit vor der Entbindung oder auch für die Zeit der Rekonvaleszenz nach Operationen gedacht.

Das Einzigartige an dieser »Anti-Frantic«-Musik ist es, daß man sich später daran nicht vollständig erinnern oder sie wiedererkennen kann. Sie vermeidet identifizierbare Strukturen, die die traditionelle Musik zumeist aufweist. Es spielt daher keine Rolle, wie oft man sie hört. Es ist immer so, als wäre es das erstemal.

»Music Rx«

Die Musiktherapeutin Helen L. Bonny, die das Institut für Bewußtsein und Musik gründete, nahm eine Serie von Programmen auf Bändern auf, die sie »Music Rx« nennt. Diese Art von Musik eignet sich ebenfalls für eine Vielzahl verschiedener Klinik-Situationen. Die Programme nutzen die Musik klassischer Komponisten wie Bach, Haydn, Tschaikowsky, Mendelssohn, Vivaldi, Respighi, Walton, Vaughn-Williams, Marcello, Dvorak, Debussy, Massenet, Bizet und Benjamin Britten.

Nach wissenschaftlichen Erkenntnissen und Versuchen wurden Musikprogramme zusammengestellt, die dazu bestimmt sind, »Streß zu reduzieren, eine angenehme Ablenkung zu bieten und eine Beruhigung der Stimmungslage herbeizuführen«. »Music Rx« ist das Ergbnis der von Dr. Helen Bonny über fünfzehn Jahre lang durchgeführten Forschungsarbeit. Während sie die Wirkung der Musik auf Körper und Emotionen testete, arbeitete sie sowohl mit normalen als auch mit psychisch gestörten Patienten, ebenso mit Krebskranken und in Kliniken untergebrachten Rauschgiftsüchtigen.

Ihr Interesse an Musik für Krankenhauspatienten wurde durch eigene Erfahrungen geweckt. Sie war infolge einer Herzerkrankung jahrelang Patientin. Die ersten Versuche wurden an ihr selbst durchgeführt.

»Music Rx« wurde in zwei sechsmonatigen Pilotprojekten an zwei verschiedenen Kliniken getestet, dem Jefferson General Hospital in Port Townsend im Staate Washington und am St. Agnes-Hospital in Baltimore (Maryland). Das Projekt, bei dem sowohl die Reaktionen der Patienten als auch der Krankenschwestern berücksichtigt wurden, konzentrierte sich auf die Intensivstationen. Die Ergebnisse zeigten, daß sich die Herzfrequenz bei den Patienten meßbar verringert hatte. Die psychische Bewertung ergab positive Wirkungen bei Depression und Angst sowie eine Schmerzlinderung.

Krankenschwestern berichten über positive Reaktionen bei Patienten, etwa Senkung des Blutdrucks und der Pulsfrequenz, regelmäßigen tiefen Atem, geschlossene Augen, entspannte Muskeln und Schlaf. Bei einigen rief die Musik angenehme Erinnerungen hervor und führte zu einer positiven Stimmungslage. Die Schwestern hatten den Eindruck, es fiel ihnen leichter, intravenöse Nadeln zu wechseln, die Kranken von einem Bett in ein anderes zu transportieren oder an ein Atemgerät anzuschließen, wenn der Patient dabei über Kopfhörer Musik hörte.

Dr. Richard R. Lynn, Direktor der Abteilung für Koronarerkrankungen am Jefferson General Hospital, bemerkte zu dieser Musik: »Sie brachte ein Element der Menschlichkeit in eine sonst mechanische, sterile Welt.

Musik und Medizin heute

»Im Laufe der Geschichte«, schrieb Dr. David E. Bresler in dem Buch *Free Yourself From Pain*, »gehörte die Musik zu vielen Heilungsritualen. Neuere wissenschaftliche Untersuchungen zeigten, daß Musik den Stoffwechsel des Körpers beschleunigt, die Muskelaktivität und die Atmung anregt. Sie beeinflußt auch Pulsfrequenz und Blutdruck und bringt die Auswirkungen der Erschöpfung auf ein Minimum. Andere Untersuchungen weisen darauf hin, daß Musik sogar das Cholesterin im Blutkreislauf besiegen könnte.«

Wenn Ton und Musik die Heilung so wirksam zu fördern vermögen, warum ist ihre Anwendung dann nicht weiter verbreitet? Dafür gibt es mehrere Gründe. Einer davon: Studenten lernen während ihrer gesamten medizinischen Ausbildung wenig oder überhaupt nichts über die therapeutische Wirkung von Klang und Musik. Dagegen bekommen viele Medizinstudenten immer wieder zu hören, daß unorthodoxe Formen des Heilens nichts als Quacksalberei seien.

Dr. Robert Mendelsohn schreibt in seinem Buch *Confessions of a Medical Heretic*, daß der Mangel an Interesse für alternative Heilmethoden von dem Bedürfnis der organisierten Ärzteschaft herrühre, die politische Kontrolle und ihre Monopolstellung zu behalten. Zur Erinnerung: Zu den Heilmethoden, die in den letzten zehn Jahren von der American Medical Association (AMA), der Amerikanischen ärztlichen Vereinigung, unter Beschuß genommen wurden, gehörten Chiropraktik, Akupunktur, die Anwendung von Vitaminpräparaten, Licht- und Farbtherapie sowie die Tätigkeit von Geistheilern und Naturheilern. Allerdings vertritt diese Organisation nicht die Ansicht aller ihrer Mitglieder. Manche von ihnen haben ihre eigenen »holistischen« Methoden, die sie anwenden, ohne sie als solche zu bezeichnen.

Wir haben auch ein neues Phänomen beobachtet. Viele Ärzte haben sich bereits der American Holistic Medical Association (AHMA), der Amerikanischen Gesellschaft für holistische Medizin, angeschlossen, die Ende der siebziger Jahre von Dr. Norman Shealy gegründet und organisiert wurde. Diese Ärzte setzen in ihrer Praxis ganz offen ein weites Spektrum alternativer Heilmethoden ein. Dazu gehört auch die Musik.

Außerhalb der Vereinigten Staaten

Die Anwendung von Klang und Musik beim Heilungsprozeß ist in vielen Ländern außerhalb der Vereinigten Staaten eine allgemein geübte Praxis. Heilung durch Klang ist ein selbstverständlicher Bestandteil des Gesundheitswesens in Ländern wie Kanada, Mexiko, Großbritannien und der Sowjetunion. Als die Autoren Myrna I. Lewis und Dr. Robert N. Butler das Material für ihr Buch *Aging and Mental Health* zusammenstellten, waren sie erstaunt, als sie in der Sowjetunion einige Sanatorien in der Nähe des Schwarzen Meeres besuchten. Sie beobachteten, daß man Sowjetbürger im hohen Alter, sowohl körperlich als auch geistig Kranke, nicht mit Medikamenten, sondern mit Schwingungen behandelte. Zu ihrer medizinischen Versorgung gehörte speziell zusammengestellte Musik, die in die Zimmer übertragen wurde, aber auch Bänder, auf denen das Rauschen des Meeres zu hören war.

Vier Auffassungen vom menschlichen Körper

Eine historische Auffassung der Medizin betrachtet den Körper des Menschen als eine Art *mechanisches System* von Hebeln und Rollen. Wenn also Arme oder Beine gebrochen oder Muskeln und Gelenke verstaucht sind, dann brauchen sie nach dieser Vorstellung ein Schmiermittel oder sie müssen repariert werden.

Eine zweite medizinische Betrachtungsweise sieht den Körper als eine Art *Rohrsystem* für Blutkreislauf, Nahrungsaufnahme, Verdauung und ähnlichem. Wenn etwas in diesem Röhrensystem nicht richtig funktioniert, dann muß es gereinigt oder im Operationssaal einer Klinik freigelegt und wieder durchgängig gemacht werden.

In den letzten beiden Jahrzehnten stand im Mittelpunkt der Medizin der menschliche Körper als ein *chemisches System*: Wenn etwas nicht stimmt, ist es zu kurieren, indem man ein bestimmtes chemisches Präparat, eine Arznei oder eine andere Substanz in die chemische Zusammensetzung einbringt.

Erst kürzlich haben Wissenschaftler entdeckt (und hier kommt der Ton ins Spiel), daß der Körper auch ein *elektromagnetisches System* ist. Mit anderen Worten: ein oszillierendes, das heißt schwingendes Gebilde.

Die Elektrizität des Körpers

Vor einigen Jahren zeigte R.F. Becker vom Upstate Medical Center in Syracuse (New York), daß die Anwendung elektrischer Felder die Wiederherstellung bei schlecht heilenden Knochenbrüchen fördern kann. Dr. Becker machte von sich reden, als er den Beweis erbrachte, daß eine teilweise Erneuerung von Gliedmaßen bei Säugetieren möglich ist, wenn elektrische Schwingungsfelder am Stumpf des amputierten Armes oder Beines zur Anwendung kamen. Biologen wissen, daß primitivere Formen des Lebens, etwa die Salamander, imstande sind, ein abgetrenntes Bein nachwachsen zu lassen, während das einer Ratte anscheinend nicht möglich ist. Becker fand, daß die Fähigkeit zur Selbstregenerierung verlorener Gliedmaßen auch bei der Ratte vorhanden ist – zumindest teilweise – wenn bestimmte elektrische Felder im richtigen Moment des Heilungsprozesses auf den Stumpf gerichtet werden.

Erst kürzlich berichteten Gideon A. Fodan, Lizabeth Bourret und Louis Norton, drei Wissenschaftler an der University of Connecticut School of Medicine in Farmington, daß oszillierende elektrische Felder bei Knorpelzellen eine DNS-Synthese verursachten. Sie waren imstande, unter dem von außen einwirkenden Gleichstrom-Impuls eines elektrischen Feldes von 5 Hertz die Verbindung von Thymidin mit dem DNS-Molekül anzuregen.

Die therapeutische Bedeutung dieser Synthese besteht darin, daß dies ein Hinweis darauf ist, daß die normale Kommunikation zwischen Zellen nicht nur durch die Zellmembranen geschieht, sondern auch durch den Ionenstrom. Wenn man den Ionenstrom durch bestimmte oszillierende elektrische Frequenzen reguliert, kann man offensichtlich auf die »Instruktion« an die Zellen einwirken und einen direkten Einfluß auf ihre Zuammensetzung ausüben.

Diese Entdeckung bekräftigt, wie nützlich es für die Medizin ist, den Körper des Menschen als ein Schwingungssystem zu betrachten. Sie eröffnet der Forschung neue Perspektiven auf dem Gebiet der Heilung und Gesundheitsfürsorge durch Schwingungsfelder wie etwa Licht, Elektrizität, Magnetismus, Farbe und Ton. Einige Wissenschaftler haben begonnen, diese Möglichkeiten zu untersuchen.

Heilung durch Resonanz und Schwingung

Der französische Arzt André Simoneton ist der Ansicht: Wenn die menschlichen Nervenzellen Wellen empfangen können, dann müssen sie gleichzeitig auch Sender sein. Als Sender und Empfänger können sie miteinander in Resonanz treten, um eine Mitteilung (Transmission) zu empfangen. Obwohl Simoneton seine Arbeit vor allem darauf konzentrierte, die Schwingungen verschiedener Nahrungsmittel zu prüfen, um festzustellen, welche eine hohe, gesunde Ausstrahlung besitzen und welche eine niedrige und schwache, wandte er seine Techniken auch an, um die vom Menschen ausgehenden Wellenlängen zu messen.

Er entdeckte, daß der normal gesunde Mensch eine Schwingung von etwa 6500 Angströmeinheiten abgibt, während Raucher, Alkoholtrinker und starke Fleischesser übereinstimmend niedrigere Werte aufwiesen. Bei Krebskranken wurde eine um fast 2000 Einheiten geringere Wellenlänge gemessen als bei Gesunden. Außerdem entdeckte Simoneton, daß Krebspatienten diese niederen Werte schon lange vor Auftreten erkennbarer Krankheitssymptome aufweisen.

Simonetons Traum ist es, daß eines Tages der Arzt in der Lage sein wird, die Diagnose zu stellen, indem er sich einfach mit dem Kopfhörer in die Frequenzen einschaltet, die von den betroffenen Organen des Patienten abgegeben werden. Dann wird es auch möglich sein, die Heilung zu fördern, indem man »gesunde« Schwingungen auf die Organe überträgt.

Neue wissenschaftliche Untersuchung des Melanins

Dr. Frank Barr, ein Arzt aus Kalifornien, behauptet, daß das Melanin, eine einfache und weit verbreitete Substanz, die man in erster Linie als Hautpigment kennt, das wichtigste Aufbaumolekül für lebende Organismen sei. »Melanin und seine Verbindungen stellen die Augen des Geistes dar«, so drückt Dr. Barr es aus. Es scheint, als ob diese so lange vernachlässigte Substanz von zentraler Bedeutung für die Kontrolle aller physiologischen und psychischen Aktivitäten ist.

»Es ist einfach phantastisch«, begeistert sich Barr, wenn er die charakteristischen Merkmale des Melanins beschreibt. »Es besteht aus Neurotransmittern, die fähig sind, Lichtenergie in Tonenergie umzuwandeln und dann wieder in Licht zurückzuverwandeln.« Melanin (ebenso Neuromelanin, das im Gehirn vorkommende Melanin) besitzt nicht nur die Eigenschaften eines elektrischen Halbleiters, sondern es gibt auch Hinweise darauf, daß es bei Zimmertemperatur ein Supraleiter ist. Mehr noch: Es kann andere Schlüsselmoleküle binden oder abspalten und scheint auch zur Selbstsynthese fähig.

Aufgrund des Doppelcharakters bei der Energieumwandlung (von Licht in Ton und von Ton wieder zurück in Licht) bietet das Melanin-Modell eine logische wissenschaftliche Begründung für Heilbehandlungen und Therapien, die auf Licht, Farbe, Ton, Biofeedback, Akupunktur, Visualisierung und ähnlichen Phänomenen und nicht auf Medikamenten und operativen Eingriffen beruhen. Die Erforschung des Melanins und seiner Möglichkeiten zur Heilung hat eben erst begonnen.

Der nächste große Schritt

»Gleichstromenergie in verschiedenen Teilen unseres Körpers kann durch ein SQUID (Superconducting Quantum Interferenz Device) gemessen werden. Dieses Gerät benutzt flüssiges Helium und kann jede Art von außen kommender elektromagnetischer Interferenzen anzeigen. Wir werden vielleicht eines Tages lernen, es wie Biofeedback einzusetzen, um Heilungsvorgänge oder Regeneration zu fördern. Wir müssen nur erst einmal wissen, wonach wir eigentlich zu suchen haben.«

»In diesem Fall«, fährt Barr fort, »Wäre der wichtigste Faktor für die Selbstheilung die subtile Fähigkeit, das Bewußtsein so zu verändern, daß es Einfluß auf den Gleichstrom gewinnt. Das müßte jeder ganz allein für sich tun, man könnte nicht einen anderen damit beauftragen.«

Dr. John Knowles' Bemerkungen über die persönliche Verantwortung jedes einzelnen entsprechen der Meinung von Dr. Barr. Knowles sagte: »Der nächste große Schritt in der Gesundheitsvorsorge des amerikanischen Volkes wird es sein, daß die Menschen lernen, selbst die Verantwortung für sich zu übernehmen.«

Wenn eines Tages, wie André Simoneton glaubt, der Schall eingesetzt werden kann, um Erkrankungen schon im Frühstadium zu entdecken und ohne gewaltsamen Eingriff zu heilen, dann müßte es auch möglich sein, daß die Menschen lernen, auf akustischem Gebiet eine »Diät« einzuhalten, die ihnen eine erstklassige Form und strahlende Gesundheit sichert.

7. Kapitel

Akustische »Nahrung«

Krankheit oder Gesundheit

Im Jahre 1980 wurden in den USA fast zehn Prozent des Bruttosozialproduktes für die »persönliche Gesundheitsvorsorge« aufgewandt. Genau genommen gab man jedoch diesen Betrag (es handelt sich dabei immerhin um fast 200 Milliarden Dollar) eher für die Krankenpflege als für die Pflege der Gesundheit aus. Aufgrund ungesunder Lebensweise sind viele Amerikaner so sehr mit der Wiederherstellung ihrer Gesundheit beschäftigt, daß sie kaum mehr die Möglichkeit haben, etwas zur Krankheitsverhütung zu tun, wie es eigentlich sein sollte.

Bedienungsanleitungen

Mit jedem Autoradio, mit dem Fernsehgerät und mit allen anderen Apparaten wird uns eine Bedienungsanleitung geliefert. Nur für unseren menschlichen Organismus gibt es keine. Warum fällt es uns so schwer, uns mit dem Mechanismus unseres Körpers vertraut zu machen und dafür zu sorgen, daß er möglichst gesund und leistungsfähig bleibt?

Wir bekommen zu jedem mechanischen oder elektronischen Gerät die Gebrauchsanweisung, weil man der Meinung ist, je besser der Benutzer weiß, wie es zu pflegen ist, um so besser wird es funktionieren. Wir bemühen uns stets, unsere Autos, Werkzeuge und Geräte im Bestzustand zu erhalten. Es wäre naheliegend, das gleiche auch für unser allerpersönlichstes »Vehikel« anzustreben!

In diesem Kapitel geben wir Ihnen einige Ratschläge und hoffen, daß sie sich als hilfreich erweisen, wenn Sie ein eigenes Programm für Ihr Wohlbefinden zusammenstellen, bei dem auch Ton und Musik mit Erfolg eingesetzt werden.

In manchen Fällen hat man die Möglichkeit, etwas gegen lästigen Schall und Lärm zu unternehmen; man kann zumindest die Auswirkungen mildern oder eine Veränderung herbeiführen. So steht es zum Beispiel in unserem eigenen Ermessen, eine andere Schallplatte aufzulegen, auf einen anderen Sender umzuschalten, die Stereo-Anlage leiser zu stellen oder eine schalldämpfende Unterlage unter Schreibmaschine oder Kühlschrank zu legen.

Manchmal steht es jedoch nicht in unserer Macht, unerwünschte Geräusche oder Lärm abzustellen. Aber auch in solchen Fällen kann man etwas tun und ist dem Lärm keineswegs hilflos ausgeliefert. So könnte man beispielsweise alle Türen zwischen sich und der Lärmquelle schließen, einen Gehörschutz tragen, man kann sich bei der zuständigen Stelle beschweren oder ganz einfach den Schauplatz verlassen, bis der Lärm aufhört. Man kann aber häßlichen Lärm auch mit wohlklingender Musik bekämpfen. Legen Sie eine Platte oder Kassette auf, um unerwünschten Lärm zu maskieren! Sofort sind Sie umgeben von Musik Ihrer eigenen Wahl.

Klang – ganz speziell für Sie!

Unsere Empfehlungen für eine »akustische Gesundheitsdiät« beziehen sich vor allem auf die Zeit, die Sie für sich selbst zur Verfügung haben. In dieser Zeit stellen Klang und Musik nicht nur den Hintergrund für die alltäglichen Verrichtungen dar, sie stehen vielmehr selbst im Mittelpunkt Ihres Bewußtseins. Musik und Klang sind Nahrung und stillen einen Hunger – ebenso wie die Stille manchmal erforderlich ist.

Wir empfehlen, für Ihre »Klang-Diät« eine feste Zeit anzusetzen und sie ebenso einzuplanen wie die Zeit für das Mittagessen oder den Termin einer bestimmten Fernsehsendung, die Sie sich gern ansehen. Sie sollten sich darauf auch ebenso vorbereiten, wie Sie es vor Ihrer Lieblingsfernsehsendung tun. Denken Sie an alles, was Sie vorher erledigen müssen, und stellen Sie dann das übrige zurück.

Für manche Menschen ist diese Zeit der »akustischen Stärkung« so wichtig, daß sie sogar den Telefonhörer neben die Gabel legen und die anderen Familienmitglieder bitten, dafür zu sorgen, daß sie nicht gestört werden. In dieser Zeit entspannt man sich vollkommen. Körper und Geist gelangen in allen Bereichen wieder zur vollen Harmonie miteinander.

Nehmen Sie ein Musikbad: Legen Sie die Musik Ihrer Wahl auf. Nehmen Sie eine entspannte Haltung ein. Holen Sie tief Atem und lassen Sie beim Ausatmen alle Spannung aus Ihrem Körper mit ausströmen. Sie können eine Position wählen, bei der die Füße zum Lautsprecher gerichtet sind (die schon erwähnte «Sohlenmusik»)! Die Knie sind leicht angewinkelt. Legen Sie ein zusammengefaltetes Handtuch unter den Nakken.

Lassen Sie den Klang der Musik über sich hinwegstreichen und die akustische Umweltverschmutzung wegwaschen, all diese alten Rückstände der Geräusche, mit denen Sie tagsüber bombardiert wurden. Tauchen Sie in die Musik ein, als ob Sie in eine Bad steigen. Genießen Sie die Musik. Nehmen Sie wahr, welche Resonanzen sie in verschiedenen Teilen des Körpers hervorruft.

Je mehr Sie sich entspannen, um so besser können Sie die Musik genießen. Wenn nötig, atmen Sie ein paarmal langsam tief durch, um jede noch verbliebene Spannung zu vertreiben.

Damit das Erlebnis noch intensiver wird, ziehen manche es vor, die Musik über Kopfhörer auf sich wirken zu lassen. Wenn man sich für diese Möglichkeit entscheidet, kann man sich ganz auf das Klangbild konzentrieren, wie es sich von einem Ohr ins andere verlagert, oder von vorn nach hinten, bis hinter den eigenen Kopf.

Sie können die Musik auch als eine akustische Massage genießen, die sowohl im Innern als auch äußerlich wirksam ist. Stellen Sie sich dabei die verschiedenen Instrumente und die Klangstrukturen der Instrumentation bildhaft vor. Versenken Sie sich ganz in den Klang.

Bewegung ohne sichtbare Regung

Eine andere Art des Musikhörens, die ebenfalls nährend wirkt, ist mit einer inneren Bewegung verbunden. Während die Musik ertönt, führt man eine Art innerer Aerobic aus. Das geschieht, ohne daß man sich körperlich bewegt. Stellen Sie sich dazu den Strom der musikalischen Energie und Ihre Reaktion auf Zell- und Molekularebene bildhaft vor. Genießen Sie es, daß die Zellen und Moleküle Ihres Körpers als Reaktion auf die nährenden Schwingungen musikalischer Klänge zu tanzen beginnen und sich bewegen. Das kann ein zugleich energiespendendes und entspannendes Erlebnis sein.

Auch wenn es Ihnen nicht sofort gelingt, sich eine solche Szene bildhaft vorzustellen, ist diese Übung heilsam und fördert die Gesundheit

Bewegung zu Musik

Es besteht auch die Möglichkeit, physisch auf die Musik zu reagieren. In den meisten Gesundheitsstudios verwendet man leider vor allem Rock- und Diskoklänge für das tänzerische und gymnastische Training. Wir empfehlen dagegen, einmal viele verschiedene Tempi und Rhythmen auszuprobieren und das breite Spektrum dadurch hervorgerufener emotionaler und physischer Reaktionen zu beobachten.

Musik und Rhythmen aus dem Mittleren Osten und Afrika

sind beispielsweise für den Körper ein Anreiz, sich so zu bewegen, daß Becken und Oberschenkel ganz natürlich aktiviert, gekräftigt und entspannt werden. Veränderungen in Bewegung und Körperhaltung setzen Energie im ganzen Körper frei, und wenn der Körper stärker mit Energie aufgeladen wird, ist er besser in der Lage, die ihm zugeführte »akustische Mahlzeit« zu verdauen.

Andere Formen der Musik, bei denen der Rhythmus weniger stark im Vordergrund steht, können dem Körper zur Entspannung verhelfen, indem sie seine Dehn- und Streckbarkeit fördern, wie das auch bei bestimmten Yoga-Positionen der Fall ist. Die entsprechende Musik ermöglicht es dem Körper, auf Muskel- und Molekularebene lockerer zu werden und eine erstaunliche Dehnungsfähigkeit zu entwickeln. Diese Musik hilft auch, die Atmung zu verlangsamen und den Herzschlag zu regulieren.

Anwendung der »akustischen Ernährung«

Obgleich die Kinesiologen entdeckt haben, daß es bestimmte vollständige Kompositionen gibt, die die Muskeln beeinflussen, können selbstverständlich auch kurze Motive, Klangsequenzen und sogar einzelne Töne eine starke Reaktion auf Zellebene hervorrufen. Dieser Bereich bedarf aber noch der gründlichen wissenschaftlichen Untersuchung.

Bei unseren alltäglichen Nahrungsmitteln sind die Aminosäuren die Bausteine für kompliziertere Proteine. Der Körper kann im allgemeinen die Aminosäuren in Früchten, in Gemüse und Getreide leichter verdauen als die komplizierteren Proteine, wie sie beispielsweise im Fleisch enthalten sind. Unsere akustische Ernährung scheint auf ähnliche Weise zu funktionieren.

Nach meinem Eindruck entsprechen in der »akustischen Ernährung« einzelne Töne, Motive oder Tonfolgen den Aminosäuren, während Sonaten, Symphonien und andere traditionelle Kompositionsformen (schwerer zu verstehen und analytisch und emotional weniger leicht zu verarbeiten) den komplizierten Proteinen gleichen. Aus eigener Erfahrung wie aufgrund tausendfacher Beobachtung anderer könnte man das Grundprinzip folgendermaßen zusammenfassen: Unser Körper ist nicht unbedingt nur durch komplizierte Strukturen zu beeindrucken. Eine gesunde akustische Ernährung sollte sich höchstwahrscheinlich aus beiden Klang-Kategorien zusammensetzen.

Klang als Droge

Das Problem bei einem großen Teil der Rock- und Popmusik ist der Grundrhythmus, den man als den »unterbrochenen Anapäst« bezeichnet. Es ist der Rhythmus nach dem Schema Kurz – Kurz – Lang – Pause. Dieser unterbrochene anapästische Takt zeigt die Tendenz, im Körper Verwirrung zu stiften und die Muskeln zu schwächen. Bei neunzig Prozent der Personen, die von Dr. John Diamond, einem Vertreter der Behavioralen Kinesiologie, untersucht wurden, registrierte man einen fast augenblicklichen Verlust von zwei Dritteln der Muskelkraft, sobald dieser Takt zu hören war. Es ist interessant, daß diese Reaktion häufig auch dann auftritt, wenn der Zuhörer eine Vorliebe für diese Art von Musik hat.

Bei einem großen Teil der Rockmusik zielt der Rhythmus darauf, die subtileren Signale des körpereigenen Kommunikationssystems rücksichtslos außer Kraft zu setzen. Infolgedessen gerät der Organismus in Unordnung, das Herz reagiert mit unregelmäßigem Schlag, der Körper wird geschwächt.

Allerdings paßt sich der Körper schon bald dem Reiz an, und es kommt dann zum sogenannten »allgemeinen Adaptionssyndrom«. Diese Erscheinung wurde zuerst von Hans Selye beschrieben, dem bekannten Streßforscher. Der einzige Grund, weshalb das Anhören von Rockmusik mit dem unterbrochenen

103

anapästischen Takt nicht zu noch größerer Schwächung führt, ist die Tatsache, daß sich unser Körper ihm anpaßt.

Das heißt keineswegs, daß dieser Takt jetzt zu einer dem Körper zuträglichen Nahrung geworden wäre oder daß keine schädlichen Auswirkungen zu befürchten seien. Es bedeutet lediglich, daß der Körper die Wirkung des Rhythmus auf irgendeine Weise maskiert, so wie er auch auf ungesunde und allergieauslösende Nahrungsmittel zuweilen verdeckte Reaktionen zeigt. Diese unglaubliche Fähigkeit des Körpers, sich auch schädlichen Reizen anzupassen, hat ihren Preis.

Genau wie Menschen bei falscher Ernährung mit der Zeit eine Vorliebe für genau diese ungesunden Nahrungs- und Genußmittel entwickeln und süchtig werden können, so geht es denen, die stets schwächende Musik hören, die den natürlichen inneren Rhythmus stört. Sie gewöhnen sich bald an diese Musik, werden davon abhängig und sogar süchtig. Ist es erst einmal zur Sucht geworden, können wir auch auf das für uns Schädliche nicht mehr verzichten. Wir brauchen es, damit wir überhaupt weitermachen können. Die Sucht nach einem bestimmten Klang oder Rhythmus besitzt starke Ähnlichkeit mit der Nikotinsucht des Rauchers, der anscheinend nicht mehr aufhören kann, oder mit der Sucht nach Süßigkeiten, nach Schokolade, nach Koffein, mit der Abhängigkeit von jeder anderen Droge.

Wir behaupten nicht, daß man überhaupt keine Rock- oder Diskomusik mehr anhören oder daß man nicht mehr danach tanzen sollte. Wir weisen jedoch darauf hin, daß sich jeder bewußt machen muß, wie stark auch die Musik unsere Gesundheit beeinflussen kann. Es gibt Rhythmen, die für den Organismus zuträglicher zu sein scheinen als andere. Achten Sie darauf, was der Körper Ihnen signalisiert. Danach treffen Sie mit Überlegung Ihre Wahl.

Rhythmus und Bewegung gehören zu den elementaren Inhalten des Lebens. Die Wahrnehmung des Atem- und Bewegungsrhythmus kann eine unersetzliche Erfahrung sein, um engeren Kontakt zu sich selbst und zu anderen zu finden. Ganz abgesehen davon machen Rhythmus und Bewegung viel Freude.

Entwicklung der Muskelkoordination

Man kann den Rhythmus der Musik auch nutzen, um die Muskelkoordination bei Kindern zu fördern oder bei älteren Menschen wiederherzustellen. Man geht bei der Therapie davon aus, daß es gelingt, Muskelkoordination und eine verbesserte geistige Koordination zu erreichen, wenn man die Patienten Musikinstrumente spielen oder rhythmische Musik anhören läßt. Dr. E. Brithe beschreibt in seinem Buch *Music and Geriatric Care* (Musik und Altenpflege), daß Musiktherapeuten alte Menschen in Pflegeheimen dazu anregen, den Takt zu schlagen oder Musikinstrumente zu spielen, und wie sie dadurch wieder die Kontrolle über ihre motorischen Fähigkeiten gewinnen.

Wer tanzt, Gymnastik treibt oder auch nur einfach mit den Fingern den Takt seines Lieblingsliedes klopft, der kann dabei lernen, die Vielfalt der feinen Bewegungen zu genießen, zu denen der Körper fähig ist. Lernen Sie, den Rhythmus auch ohne die von einem Apparat erzeugte Klangfülle zu »fühlen«. Achten sie darauf, wie Ihr Körper auf verschiedene Rhythmen reagiert, etwa auf den 4/4-, 6/8-, 3/4- oder 2/4-Takt, ja sogar auf Musik ohne ein vorgegebenes Zeitmaß.

Machen Sie selbst Musik

Eine der besten Methoden, stets den gewünschten Klang um sich zu haben, besteht darin, ihn selbst zu erzeugen – mit der eigenen Stimme, mit einem Musikinstrument oder mit beidem zugleich. Mit diesem Vorgang meinen wir nicht, zu üben, bis man ein Instrument beherrscht, so wie das sonst beim Musikunterricht üblich ist. Wir sprechen vielmehr von Tönen und Musik, die spontan erzeugt und so leicht und mühelos aufgenommen werden wie die tägliche Nahrung. Wir sprechen über die Möglichkeit, sich spontan an Ton und Rhythmus zu laben, indem man pfeift, summt, singt oder mit Zehen und Fingern den Takt trommelt, ohne es selbst zu merken.

Ähnlich kräftigend wirkt es, wenn sich Menschen zusammenfinden, um zu singen oder auf ihren Instrumenten zu improvisieren. Beim Musizieren werden Schwingungen erzeugt und Klänge in die Welt hinausgeschickt. Wenn Ihre Musik die Gabe besitzt, Ihnen selbst oder anderen Menschen Entspannung und Wohlbefinden zu bringen, dann ist sie ein Geschenk an den ganzen Planeten. Auch Ächzen, Stöhnen und Seufzen kann entspannend wirken und die Heilung fördern. Das dürfte nur wenigen Menschen bekannt sein.

Der Mensch besitzt zwei verschiedene Möglichkeiten zur Erzeugung von Klang, die in diesem Zusammenhang zu erwähnen sind. Die erste ist das sogenannte *Chanten*. Es bringt Entspannung und fördert die Harmonie des Körpers. Wir beschäftigen uns mit diesem Thema vor allem in Kapitel 15 des Buches. Die zweite Methode ist das »Toning«, das wir an dieser Stelle behandeln wollen.

Das »Toning« (Intonieren)

Der Mensch vermag sich in Worten und in Tönen auszudrükken. Auch den Worten liegen Schallschwingungen zugrunde, die sich fortpflanzen. Der Ton ist eine Kraft, die in unserem Leben auf vielfältige Art wirksam ist. Der Ton ist nicht nur die Stimme unserer Gedanken, sondern in erster Linie auch die Stimme unseres physischen Leibes. Laurel Elizabeth Keyes beschreibt diesen Vorgang in ihrem Buch *Toning: The Creative Power of the Voice*.

Beim Intonieren stellen Sie sich bequem aufrecht hin und

wiegen den Körper ein wenig hin und her, so wie sich eine Blume auf ihrem Stengel im leichten Wind wiegt. Entspannen Sie auch den Kiefer, bis man deutlich erkennt, daß die Zähne nicht mehr verkrampft zusammengebissen sind.

Lassen Sie jetzt den Ton von ihren Füßen aufwärts steigen. (Bei dieser Technik steigt der Ton nicht aus dem geistigen Bereich herab!) Beginnen Sie mit einem hörbaren Stöhnen, »oh« oder »ah«, dem Ausdruck der Entspannung, des Leerwerdens, der Ruhe. Lassen Sie Ihren Körper stöhnen, solange er will, bis schließlich die Töne spontan aufsteigen.

Nehmen Sie sich für die »Toning«-Übung solange Zeit (das können zehn Minuten oder eine Stunde sein), bis sich der Körper gereinigt und genährt fühlt und ein erleichtertes Aufatmen, ein Seufzen, ausgelöst wird. Durch dieses Seufzen läßt die Körper-Stimme ihre Befriedigung erkennen.

Es ist schwer, in der Sprache der Wissenschaft zu beschreiben, was während des Intonierens geschieht. Wenn Sie die Technik beherrschen, dann kennen Sie das Gefühl, so als ob etwas Wichtiges tief in Ihrem Innern geschehen sei. Vielleicht bedeutet es, daß der ganze Mensch wieder in den Zustand der Harmonie versetzt worden ist.

Erzeugung von Stille

John Cage, bekannt als Schöpfer avantgardistischer Musik, gehörte zu den ersten Komponisten, deren Interesse den Zusammenhängen zwischen Musik, Zen-Philosophie und Meditation galt. Eine seiner bekanntesten Veranstaltungen war eines Zen-Meisters würdig, der seinen Schülern ein Koan, ein scheinbar sinnloses Wort oder einen Satz paradoxen Inhalts, zur Meditation gibt. Cage erschien nämlich im perfekten Abendanzug zum Konzert und begann ganz formell seinen Klaviervortrag. Nicht einmal der Assistent fehlte, der ihm die Seiten der Partitur umblätterte. Diese Partitur bestand allerdings ausschließlich aus - Pausen! Obgleich diese Musik, oder besser gesagt ihr Fehlen während des lautlosen Vortrags nicht das war, was die meisten Menschen als »meditativ« bezeichnen würden, haben sein Humor und seine Auffassung von Musik und Stille der Wahrnehmung des Tones und seiner Bedeutung für unsere Kultur zum Durchbruch verholfen.

Beim unhörbaren Cage-Konzert war nicht das Wichtigste, daß er sich so etwas in der recht exzentrischen Welt der avantgardistischen Musik überhaupt leisten konnte. Er gab damit zu verstehen, daß er es als einen meditativen Prozeß empfindet, der Stille zuzuhören. Diese Erkenntnis wollte er mitteilen.

Der Stille zuhören

Der Vorgang ist einfach. Schließen Sie die Augen und nehmen Sie mit den Ohren alle Töne und Geräusche der Umwelt in sich auf. Es ist nicht notwendig, die Geräusche zu bezeichnen oder zu identifizieren, wie man das normalerweise tut, wenn man Musik hört. Nehmen Sie einfach die Tatsache zur Kenntnis, daß die Geräusche Sie berühren. Nach einer Weile werden Sie lernen, daß auch aus der Leere des Schweigens Töne aufsteigen. Sie werden gewissermaßen Ohrenzeuge des unaufhörlichen Beginns des Universums.

Durch die Konzentration auf die Stille lenkte der Komponist John Cage die Aufmerksamkeit auf die vielfältigen Aspekte der Ton- oder Klanglandschaft. Durch die Anwendung der Technik, der Stille zuzuhören, hoffte er, Ohr und Herz der Musikkenner zu öffnen und schließlich uns alle soweit zu bringen, daß wir die Geräusche um uns bewußt wahrnehmen.

Übung zur Reinigung der Ohren

R. Murray Schafer weist in *The Tuning of the World* darauf hin, daß die meisten Menschen ein Programm zur »Reinigung der Ohren« brauchen, wie er es nennt. Tatsächlich handelt es sich dabei um eine »Reinigung des Geistes«. Im Sinne von John Cage möchte Schafer, daß wir damit beginnen, Töne, von denen wir glauben, daß sie uns längst bekannt sind, bewußt und genau zu hören.

Eine von ihm empfohlene Übung besteht darin, daß wir mit der Stimme verschiedene Nuancen bekannter Geräusche nachahmen, etwa das Geräusch einer Schaufel, die zuerst in Sand gräbt, danach in Kies, anschließend in Lehmboden und schließlich in Schnee. Nur wer ganz bewußt auf diese Geräusche geachtet und die Unterschiede erkannt hat, wird in der Lage sein, die Übung auszuführen.

Das Lernziel besteht nicht darin, daß wir zum perfekten Imitator von Schaufelgeräuschen werden. Wir können aber an dieser Übung erkennen, daß die Kunst des Zuhörens und des Hörens wichtiger ist, als wir vielleicht anfangs noch dachten.

Eine Umwelt-Sinfonie

Während Sie der Welt um sich herum zuhören, versuchen Sie einmal, die breite Vielfalt der Umweltgeräusche wahrzunehmen, ohne sich im einzelnen ein Urteil zu bilden. Nachdem Sie eine Weile zugehört haben, achten Sie darauf, wie viele Geräusche die Tendenz zeigen, sich miteinander in Beziehung zu setzen, wie sie sich ineinanderfügen als Stimmen in einem großen Orchester, gleichsam zu einer Sinfonie des Lebens. Achten Sie zum Beispiel einmal darauf, wie Vögel harmonisch miteinander singen und bestimmte Rhythmen bilden. Dabei kann sogar das Düsenflugzeug, das darüber hinwegfliegt, wie aufs Stichwort erscheinen.

Aus meiner eigenen Erfahrung kann ich sagen, daß ich immer wieder fasziniert bin von dem unaufhörlichen Frage- und Antwortspiel im Konzert der Natur, das sich zwischen Vögeln, Insekten, Fröschen und anderen natürlichen Geräuschen entwickelt. Aber nicht nur das: Die Tiere lieben es geradezu, Zuhörer zu haben. Mit Hilfe eines einfachen Kassettenrekorders für den »akustischen Beweis« habe ich so manchen »ungläubigen Thomas« davon überzeugt, daß Vögel sich nähern und ihren Gesang verstärken, sobald man ihnen Beachtung schenkt.

Auf Reisen werden Sie entdecken, daß die Umwelt-Sinfonie in den verschiedenen Teilen eines Landes ganz unterschiedlich klingt. Fortgeschrittene »Umwelt-Komponisten« gehen vom passiven Zuhören zur aktiven Beteiligung über. Versuchen Sie einmal, sich mit der Stimme oder mit einem Musikinstrument an geeigneter Stelle in das Umwelt-Konzert einzuschalten. Zuerst werden die Vögel und andere Tiere vielleicht ein wenig überrascht reagieren, aber bald schon ist Ihr Beitrag eine willkommene Bereicherung. Das wird besonders deutlich, wenn eine Spottdrossel Ihr Lied aufnimmt. Vielleicht kommt es dann sogar zu einer »Jam Session« zwischen den Arten!

Zusammenfassung

In der Gesellschaft des 20. Jahrhunderts ist der Lärmpegel so hoch geworden, daß unser Körper dadurch ständig aus dem Gleichgewicht gebracht und in seinem natürlichen Rhythmus gestört wird. Der immer intensivere akustische Angriff auf unsere Ohren, unseren Geist und unseren Körper kommt noch zusätzlich zu den sonstigen Streßbelastungen des zivilisierten Menschen, der in einer höchst kompliziert gewordenen Umwelt zu leben versucht. Diese Lärmbelastung muß verringert werden. Doch Reduzierung des Lärms ist nicht genug, so wie es nicht reicht, daß man aufhört, minderwertige Nahrungsmittel zu sich zu nehmen. Das Ziel ist es, hochwertige gesunde Nahrung in genügender Menge zur Verfügung zu stellen. Das gilt nicht nur für das Essen, sondern auch in bezug auf unsere akustische Umwelt.

8. Kapitel

Der Hörmechanismus

Von den Kiemen zum Ohr

»Wenn man die Funktion des menschlichen Ohres untersucht«,meint George Leonhard, »könnte man meinen, daß es auch einfachere Möglichkeiten für den Bau eines Hörorgans geben müßte. Aber das Ohr hat sich aus den Kiemen entwikkelt; seine merkwürdigen Mechanismen entstanden aus einem Organ, das vollkommen andere Aufgaben hatte. Hammer, Amboß und Steigbügel, welche die Schwingungen vom Trommelfell in das Innenohr übertragen, sehen in der Tat aus, als wären sie Teil eines Rube Goldberg-Cartoons. Und dennoch sind sie von einer unglaublichen Sensibilität.«

Da sich das menschliche Ohr aus den Fischkiemen entwikkelt hat, erinnert es noch heute in vieler Hinsicht an das Meer. In starker Vergrößerung erscheinen Leonhard die Hörzellen im Innenohr wie Seeanemonen, die sich in einem von den Gezeiten abhängigen Meer wiegen, und die Bogengänge scheinen riesige Steine zu enthalten, die auf verfilztem Seetang hin- und herrollen.

Trotz der wunderschönen Vorstellungen, die solche Fotos in uns wecken, sollten wir daran denken, daß unser Ohr vor allem ein technisch bemerkenswertes Instrument ist. Um ein Gerät zu entwickeln, daß die 400.000 verschiedenen Geräusche aufnehmen kann, die unser Ohr hört, müßte ein erfahrener Toningenieur ein höchst kompliziertes Tonaufnahmesystem auf einem Raum von weniger als der Größe eines Eiswürfels unterbringen.

112

Das menschliche Klangsystem

Um die Leistung des Ohres als Hörorgan richtig zu würdigen (wir wollen dabei seine Funktion als Gleichgewichtsorgan und als empfindliche erogene Zone einmal ganz außer acht lassen), müssen wir den Hörprozeß Schritt für Schritt verfolgen.

Die ersten Schritte sind uns allen bekannt: ein Geräusch wird in der äußeren Umgebung erzeugt. Schallquelle ist eine Stimme, eine Glocke, ein Automotor. Von der Schallquelle gehen Schwingungen aus, die vom äußeren Ohrläppchen und der Ohrmuschel aufgefangen werden. Sie gelangen durch den Gehörgang zum Trommelfell und von dort zum Mechanismus der Knochenbrücke des Mittelohres.

In der luftgefüllten Kammer des Mittelohres nimmt eine Kette von drei der kleinsten Knöchelchen des menschlichen Körpers, die Ossikel oder Gehörknöchelchen, die Schwingungen auf und leitet sie in das Innenohr. Obwohl das schwächste hörbare Geräusch (1 dB) das Trommelfell nur um 40 Milliardstel eines Zolls hin und herbewegt, wird durch die Hebelwirkung dieser winzigen Gehörknöchelchen der ausgeübte Druck mit zweiundzwanzigfacher Verstärkung auf die Flüssigkeit des Innenohrs übertragen. Und hier, in der Kochlea oder Schnecke, beginnt das eigentliche Geheimnis des Hörens.

Die Kochlea, eine mit Flüssigkeit gefüllte schneckenförmige Spirale, die man auch als ein kompliziertes hydraulisches System bewegter Flüssigkeit bezeichnen könnte, enthält die Sinnesrezeptoren des Gehörs. Etwa 24.000 winzige Härchen unterschiedlicher Länge, angeordnet wie die Saiten einer Harfe, sind mit den Rezeptorzellen verbunden. Ein Ton, der vom Trommelfell in die Kochlea geleitet wird, verursacht Schwingungen in der Kochlea-Flüssigkeit. Die Härchen, die durch diesen Ton in Resonanz versetzt werden, übernehmen die Schwingungen.

Die mechanische Schwingung der Härchen löst auf rätselhafte Weise eine elektrische Reaktion in den Rezeptornervenzellen aus, mit denen sie verbunden sind. Diese Rezeptorzellen scheinen auch auf den Druck stehender Schallwellen in der Kochlea-Flüssigkeit zu reagieren. Wissenschaftler beschäftigen sich noch immer mit der Frage, welcher molekulare Mechanismus es sein könnte, der durch die mechanische Bewegung der Härchen die elektrischen Eigenschaften der Rezeptorzellen zu verändern vermag.

Wir wissen lediglich, daß die Rezeptorzellen entsprechende Botschaften an das Gehirn aussenden. Im Gehirn breitet sich das akustische Signal, das potentielle Verbindungsmöglichkeiten zu mehr als 600.000 Zellen hat, auf ungemein komplizierten Bahnen mit zahlreichen eingebauten Signal- und Zensurstationen aus. Dieser wunderbare Vorgang ermöglicht es beispielsweise, daß die Mutter die Stimme des eigenen Kindes unter Tausenden von Stimmen inmitten einer lärmenden Menge erkennt.

Das Ohr ist zu außerordentlichen Differenzierungen imstande. So sehen wir mit dem Gesichtssinn eine Mischung aus drei verschiedenen Farbpigmenten als eine einzige Farbe. Das Ohr aber kann die Musik eines Trios nicht nur als einheitlichen Klang hören, sondern daneben auch die von den einzelnen Instrumenten erzeugten Klänge voneinander unterscheiden.

Wir haben uns nun mit einigen Merkmalen der menschlichen »Tontechnik« beschäftigt. Wenn wir dieses Wort hören, dann denken wir im allgemeinen an eine Reihe aufeinander abgestimmter elektronischer Geräte wie Stereo-Empfänger, Lautsprecher, Wiedergabegerät, Mikrophon u.s.w. Wir erkennen daran, wie eng verwandt diese Bausteine in ihrem Aufbau mit dem menschlichen Tonsystem sind.

Elektronische Tonsysteme

Der Schall pflanzt sich durch die Luft fort, und zwar durch schnelle Druckwellen, die eine hörbare Schwingung erzeugen. Die Anzahl der Wellen oder Schwingungen, die pro Sekunde entstehen, wird in Hertz angegeben. Die Grenze des menschlichen Hörvermögens liegt in den niedrigen Frequenzen bei ungefähr 20 Hertz, im oberen Bereich bei etwa 20.000 Hertz.

Liegt ein Ton innerhalb des Hörbereichs und ist dennoch nicht zu hören, muß er verstärkt werden. Zu diesem Zweck verwandelt man die Tonenergie in eine Form, die besser zu regulieren ist. Gewöhnlich werden die akustischen Schwingungen in elektrische Signale umgewandelt.

Ein Energieumsetzer oder Umwandler ist ein Gerät, das Energie aus einer Form in eine andere verwandelt. Das Mikrophon ist ein solches Beispiel, es verwandelt die durch eine Stimme oder ein Instrument erzeugte Tonenergie in elektrische Energie. Auch der Tonabnehmer des Plattenspielers wirkt als Umsetzer, der physikalische Schwingungen, die von der Nadel aus den Plattenrillen aufgenommen werden, in elektrische Signale umwandelt.

In beiden Fällen wurden in der Luft vorhandene Schwingungen in starke elektrische Signale verwandelt. Diese elektrischen Signale können leicht durch die entsprechende Apparatur verstärkt und durch einen Lautsprecher in für den Menschen hörbare Tonenergie zurückverwandelt werden. Der Lautsprecher ist ebenfalls ein Energieumwandler.

Die Lautstärke

Verstärker können jedoch auch dazu eingesetzt werden, den Ton über jedes vernünftige Maß hinaus zu steigern. Manche Geräte, die für die Wohnung angeschafft werden, sind mit einer derart hohen Wattleistung ausgestattet, daß der Dezibelpegel in den Wohnräumen die Schmerzschwelle erreicht, sobald die Lautstärke aufgedreht wird.

Verstärker mit hoher Wattleistung sind aber vor allem in Diskotheken, bei Schulfesten und dergleichen anzutreffen. Da sie eine Gefahr für das menschliche Ohr darstellen, haben die Behörden im US-Staat Maryland angeordnet, daß bei Tanzveranstaltungen in Schulen die Lautstärke der Musik auf maximal 90 Dezibel beschränkt bleibt. Steigt der Geräuschpegel über diesen Wert, muß die Tanzmusik leiser eingestellt werden.

In dieser Hinsicht viel heimtückischer ist die Gefahr, die von den kleinen Kopfhörern ausgeht, die man heute häufig an die eigene Stereoanlage anschließt. Wer Rundfunk oder Kassetten hört und dabei den Kopfhörer auf große Lautstärke dreht (dabei sind die Trommelfelle nur ein paar Zentimeter von der Schallquelle entfernt!) kann unter Umständen mit seiner Musik einen Schallpegel schaffen, der eine Gefahr für den Gehörmechanismus darstellt. Mit den beweglichen Kopfhörern kann man Werte von weit über 100 dB(A) erreichen, ohne dabei irgend jemanden zu stören. Das Problem ist aber nicht die Anwendung, sondern nur der Mißbrauch der Technologie.

Wir sind deshalb der Meinung, daß die Hersteller aufgefordert werden sollten, den Verbraucher über die Zusammenhänge zwischen Akustik und Gesundheit aufzuklären und warnende Hinweise auf den Verpackungen anzubringen, wie es in den Vereinigten Staaten bereits bei Zigaretten und manchen Getränken erfolgt. Es ist sehr wichtig, daß der Verbraucher sich den potentiellen Schaden bewußt macht, der aufgrund mißbräuchlicher Anwendung bestimmter Teile seiner Ausrüstung entstehen kann.

Man kann die Menschen sicher nicht davon abhalten, den Ton zu mißbrauchen, genau wie sie nicht daran zu hindern sind, Zigaretten, Alkohol und süße Limonaden zu kaufen. Aber wir können sie zumindest darüber unterrichten, welchen Schaden sie sich unwissentlich selbst zufügen.

Hörschwierigkeiten

Das physikalische Phänomen des Tones, das physisch Hörbare, wird durch eine Reihe akustischer Vorgänge, die sich zwischen Ohr und Gehirn abspielen, in die psychische Hörerfahrung umgesetzt. Schäden oder Störungen, die auf diesem Weg in einem Teil des Hörmechanismus auftreten, können die Wahrnehmung des ursprünglichen Tones verzerren. Das führt dann oft zu Problemen in der zwischenmenschlichen Verständigung. Menschen mit Hörschäden fällt es oft schwer, einem Gespräch zu folgen, auch wenn es mit erhöhter Lautstärke geführt wird.

Das Problem kann *konduktiver* Art sein, also die Leitfähigkeit, die Übertragung der Impulse, betreffen. Das bedeutet, daß eine Schädigung des Außen- oder Mittelohres vorliegt. Es kann sich aber auch um eine *nervlich-sensorische* Störung handeln. In diesem Fall könnte die Beeinträchtigung des Hörvermögens von einem Schaden des Innenohrs, der Kochlea oder der Nervenfasern herrühren. Auch ein Hörschaden, bei dem *beide Faktoren* eine Rolle spielen, ist denkbar: Sowohl der Übertragungsmechanismus von Außen- und Mittelohr als auch der nervlich-sensorische Bereich ist geschädigt.

Schließlich könnte die Störung *zentral* bedingt sein, also von den Nervenzentren ausgehen. Das bedeutet, daß sich die Schwierigkeiten auf die Hörbahnen im Gehirn beziehen. Dadurch ist die Fähigkeit beeinträchtigt, das gesprochene Wort zu verstehen.

Erworbene Hörschädigung

Obgleich Gehörschäden auch angeboren, das heißt, durch genetische Vererbung entstanden sein können, handelt es sich bei nervlich-sensorischen Störungen in den meisten Fällen um ein erworbenes Leiden. Erworbene Hörschäden können in folgenden Formen auftreten:

Ototoxische Medikamente, die bei lebensbedrohenden Erkrankungen verabreicht werden, können sofortige oder progressive Schäden im Innenohr verursachen. Zu den Medikamenten, die Schäden im kochlearen oder vestibulären Bereich anrichten können, gehören beispielsweise Neomycin, Kanamycin, Gentamycin, Streptomycin, Thalidomid, Salicylat, Chlorochin und Chinin. Sobald ein verordnetes Arzneimittel das Hörvermögen beeinträchtigt, indem es zum Beispiel die Hörschwelle herabsetzt oder Ohrenklingen verursacht, sollte man den Arzt verständigen. Er wird die Dosierung ändern oder ein anderes Medikament verschreiben, um eine Hörschädigung zu vermeiden.

Viruserkrankungen und bakterielle Infektionen wie Mumps, Meningitis (Hirnhautentzündung), Enzephalitis (Gehirnentzündung) sowie Röteln während der Schwangerschaft sind ebenfalls mit Hörschäden in Verbindung gebracht worden.

Ein *Tumor in der Nähe des achten Hirnnervs* (Gehörnerv) kann nicht nur auf den Hörmechanismus einschließlich des Vestibularapparates (Teil des inneren Ohres) drücken, sondern auch zu lebensgefährdenden Komplikationen führen.

Die *Meniersche Krankheit* ist verbunden mit anfallsweise auftretendem Drehschwindel, mit Innenohr-Schwerhörigkeit und mit Ohrensausen (Tinnitus). Zu den möglichen Ursachen der Menierschen Krankheit gehören Allergien, Hypothyreose (Unterfunktion der Schilddrüse) und Diabetes (Zuckerkrankheit).

Auch *Erkrankungen des Gefäßsystems*, wie sie bei Bluthochdruck und Herzleiden, aber auch in anderem Zusammenhang auftreten, können den Blutstrom zum Innenohr verändern. Dadurch gelangt nicht mehr genügend Sauerstoff in die Kochlea. Der gesamte Bereich des Hörmechanismus ist mit einem ausgedehnten Netz von Blutgefäßen versorgt. Bei verminderter Blutzufuhr ist auch die Sauerstoffversorgung ungenügend.

Traumatische Verletzungen des Gehörapparates

In unserer Kultur ist die häufigste Ursache nervlich-sensorischer Hörverluste das *Trauma*. Obwohl es auch durch eine unfallbedingte Schädelverletzung etwa zu einem Bruch im Bereich der Kochlea kommen kann, erfolgen Verletzungen des Hörapparates doch vor allem durch übermäßig starken Lärm.

Das Trauma, das gewöhnlich sensorische und nervliche Schäden innerhalb der Kochlea verursacht, hat dauernden Hörverlust zur Folge. Obgleich nervlich-sensorische Hörschäden gegenwärtig weder medikamentös noch operativ rückgängig gemacht werden können, haben sich Hörgeräte doch als recht hilfreich erwiesen. Wenn jemand beginnt, sich mit seinem Hörverlust auseinanderzusetzen, führt ihn der erste Schritt im allgemeinen in die Welt der Audiologie. Der Besuch bei einem Hörgeräte-Akustiker bringt in der Regel eine Reihe von Tests.

Hörtests

Zu den ersten Tests beim Verdacht eines Hörverlustes gehört der Reintontest, bei dem das Ausmaß des Hörverlustes gemessen wird. Man mißt dabei die Relation zu einer festgelegten Norm, die als normale Hörschwelle bezeichnet wird. Das gesunde Ohr ist in der Lage, Töne eines weiten Frequenzbereichs von 125 bis 8000 Hertz mit einer Intensität von 0 bis 20 dB(A) zu empfangen. Ist eine größere Lautstärke erforderlich, um einen bestimmten Ton wahrzunehmen, spricht man von Schwerhörigkeit. Für das Ausmaß des Hörverlustes gilt eine Skala von leicht bis hochgradig.

Grad des Hörverlustes	Zur Tonwahrnehmung benötigte Lautstärke
leicht	20 bis 40 dB
mäßig	41 bis 55 dB
mäßig-stark	56 bis 70 dB
stark	71 bis 90 dB
hochgradig (taub)	mehr als 90 dB

Das *Audiogramm* ist die graphische Darstellung der Hörschwelle für jedes Ohr innerhalb eines breiten Frequenzbereichs. Der Hörverlust als Folge übermäßigen Lärms beginnt gewöhnlich in den höheren Frequenzen. Praktisch bedeutet das, daß diese Menschen Schwierigkeiten haben, die Konsonanten unserer Sprache zu hören. Die Vokale dagegen werden noch gut wahrgenommen, denn sie schwingen normalerweise mit viel niedrigeren Frequenzen. Es können aber Worte wie »mein«, »dein« und »fein« oder »Kette«, »Wette« und »hätte« nicht mehr unterschieden werden. »Es ist leicht einzusehen, weshalb die Kommunikation unter einer solchen Hörschädigung leiden muß«, sagt die Audiologin Peggy Williams von der *American Speech-Language-Hearing Association* (Amerikanische Gesellschaft für Sprechen, Sprache und Hören) in Rockville (Maryland).

Wenn das Gehör nicht funktioniert

Hörschäden sind so besonders heimtückisch, weil sie im allgemeinen schleichend beginnen und sich das Hörvermögen nur sehr langsam im Verlauf eines längeren Zeitraumes verschlechtert. Manchmal vergehen Monate oder Jahre, ehe eine Hörstörung überhaupt bemerkt wird. Das ist besonders häufig der Fall, wenn sich der Defekt nur in einem bestimmten Frequenzbereich auswirkt. So hat beispielsweise der Hörverlust im Bereich von 500 Hertz eine schlechte Wahrnehmung der stimmlosen Konsonanten zur Folge. Man verwechselt also leicht M und N oder kann B und P nicht mehr auseinanderhalten.

Ein solcher Mangel hindert Kinder daran, leicht und ohne Schwierigkeiten zu lernen. Wie Dr. Bernard in einem Artikel in der Zeitschrift *Brain-Mind Bulletin* vom 24. Januar 1983 schreibt, könnten Hördefizite im 500 Hertz-Bereich auch die

Entstehung der Dyslexie (Schwierigkeiten beim Lesen und Buchstabieren) fördern. Dr. Bernard berichtete, daß viele Patienten, die unter dieser Störung leiden, einen selektiven Hörverlust in den Frequenzen aufweisen, die bestimmten Phonemen entsprechen; das sind die kleinsten bedeutungsunterscheidenden lautlichen Einheiten, die sozusagen die Bausteine jeder Sprache darstellen.

Beim Erwachsenen führt ein Hörverlust im Bereich von 500 Hertz oft zu Gereiztheit, Verlegenheit, Verwirrung und Ärger. Das gilt sowohl für die Betroffenen selbst als auch für ihre Gesprächspartner, denn infolge des Hörverlustes kommt es immer wieder zu Mißverständnissen.

Der französische Arzt Alfred Tomatis ist der Ansicht, daß ein Hördefekt in jedem Bereich des hörbaren Frequenzspektrums besondere Probleme aufwirft. Der Hörverlust zwischen 500 und 1000 Hertz z.B. macht es dem Betroffenen unmöglich, Musik wirklich zu genießen. Defekte zwischen 1000 und 2000 Hertz verhindern tonreines Singen. Störungen oberhalb 2000 Hertz beeinträchtigen das Hören von Harmonien und die Wahrnehmung anderer Tonqualitäten, welche die menschliche Stimme angenehm und melodiös machen.

Ohrgeräusche (Tinnitus)

Wer unter Ohrgeräuschen leidet, also ständig ein Brummen, Pfeifen, Rauschen oder Klingen hört, kennt niemals Ruhe und Stille. Bei Tinnitus-Leidenden ist gewöhnlich keinerlei Hörverlust festzustellen, das Ohrensausen oder -klingen dominiert einfach. Diese Hörbeeinträchtigung kann durch ototoxische Medikamente verursacht werden. »Fast jeder kann bei sich selbst ein Ohrenklingen erzeugen, wenn er nur genügend Kaffee trinkt. Der eine braucht dazu fünf Tassen, beim anderen können es fünfzehn sein«, sagt Dr. Jack Pulec, Tinnitus-Experte aus Los Angeles. Tinnitus kann auch durch den Druck eines

Tumors auf den Gehörnerv hervorgerufen werden. Die häufigste Ursache ist jedoch der traumatisch starke Lärm.

Soldaten, die im 2. Weltkrieg in der Nähe der schweren Artilleriegeschütze standen, während gefeuert wurde, leiden noch vierzig Jahre später von Zeit zu Zeit unter Tinnitus-Anfällen. Heute scheint durch den Industrielärm Tinnitus zu dem Übel geworden zu sein, über das beim Ohrenarzt am häufigsten geklagt wird.

Dr. Maurice Miller, Professor für Audiologie an der Universität New York, ist der Meinung, daß den Tinnitus-Patienten im allgemeinen durch Verabreichung von Medikamenten zur besseren Blutversorgung des Innenohrs zu helfen ist. Manchmal ist auch ein Hörgerät oder eine spezielle Tinnitus-Maske, die das Geräusch überdeckt, von Nutzen. Nach Dr. Miller hat sich jedoch die Tinnitus-Maske nur bei einer sehr kleinen Minderheit der Patienten bewährt, obwohl sie theoretisch recht vielversprechend aussah. Eine für alle akzeptable Lösung des Tinnitus-Problems ist noch nicht gefunden.

Richard Carmen ist ein führender Audiologe und Pionier auf dem Gebiet der Tinnitus-Behandlung. In seinem bahnbrechenden Buch *Positive Solutions to Hearing Loss* weist er auf die entscheidende Beziehung zwischen schlechtem Gesundheitszustand und Hörverlust hin. Er macht deutlich, daß Ohrenbeschwerden lediglich lokale Manifestationen einer Allgemeinerkrankung sind.

Er führt als Beispiel an, daß das Gehirn lediglich 2 Prozent des Körpergewichts ausmacht, aber 25 Prozent der gesamten Energie erfordert. Unser Gehirn braucht 30 Prozent mehr Glukose (Blutzucker) als andere Teile des Körpers, 30 Prozent mehr Sauerstoff und ähnlich große Mengen aller anderen Nährstoffe. Leidet das Gehirn Mangel, kommt es zu geistigen und neurologischen Beeinträchtigungen und Schäden verschiedener Art.

Zu den wenigen Endarterien des menschlichen Körpers

gehören nicht nur die Kranzgefäße des Herzens, sondern auch die Arterie, die das Innenohr mit Nahrung und Sauerstoff versorgt. Wird diese Arterie aufgrund ungenügender Blutzufuhr im Kopfbereich geschädigt, kommt es zu einer dadurch bedingten Stockung der Lymphflüssigkeit im Innenohr, die zahlreiche Probleme verursacht.

Das Innenohr wird ausschließlich über die Blutbahn ernährt. Ist also die Blutzirkulation beeinträchtigt, entweder durch einen quantitativ verminderten Blutstrom oder durch eine herabgesetzte Qualität der Nährstoffe im Blut (zum Beispiel geringer Sauerstoffgehalt, weniger Vitamine usw.), können Ohrensausen, Gehörverlust und Gleichgewichtsstörungen entstehen.

Die Arbeit Carmens legt ausführlich die Zusammenhänge dar und gibt die Informationen, die nötig sind, damit wir alles für die Erhaltung, die Ernährung und den Schutz des wunderbaren menschlichen Hörvermögens tun können. In seinem Buch sind auch Tabellen und Listen der Nahrungsmittel enthalten, die Kopfschmerzen und damit zusammenhängende Hörstörungen verursachen. Besonders wichtig erscheint, daß seine Untersuchungen beweisen, daß Tinnitus sehr häufig die Folge einer Nahrungsmittelallergie oder starker Lärmeinwirkung ist.

Bei Carmen heißt es: »Zusammenfassend kann gesagt werden: Aufgrund der Tatsache, daß die Meniersche Krankheit, Hypoglykämie (Verminderung des Blutzuckers), Diabetes (Zuckerkrankheit), Ohrensausen, Hörverlust, Arteriosklerose, Atherosklerose und Herzerkrankungen alle gleichermaßen gut auf eine verbesserte Ernährung reagieren (dazu gehört auch das Weglassen bestimmter Nahrungsmittel!), weisen die Forschungsergebnisse nachdrücklich auf die Notwendigkeit hin, daß wir sehr sorgfältig prüfen, welche Nahrungsmittel wir zu uns nehmen.«

Untersuchungen in Finnland haben ebenfalls ergeben, daß auch die Ernährung einen Einfluß auf die Gesundheit unserer Ohren hat. Eine an gesättigten Fetten reiche Ernährung, die gewöhnlich den Cholesterinspiegel erhöht und die Gefahr einer Herzerkrankung verstärkt, fördert auch den Hörverlust.

Anscheinend sorgt die gleiche Ernährung, die die Kranzarterien offenhält, auch dafür, daß die winzigen Gefäße im Ohr durchgängig bleiben. Da das Innenohr auf den Zustrom frischen Blutes angewiesen ist, damit es die nötigen Nährstoffe für seine normale Funktion erhält, kann man sich leicht vorstellen, weshalb durch Cholesterinablagerungen verengte Arterien das Hörvermögen beeinträchtigen.

Achten Sie auf Ihre Ohren

Wann haben Sie zum letztenmal Ihre Ohren untersuchen lassen? Wir denken kaum einmal an unsere Ohren. Wenn wir nicht gerade Ohrenschmerzen haben, nehmen wir das Hörvermögen als ganz selbstverständlich hin. Die meisten Menschen glauben, daß Hörschwierigkeiten relativ selten sind. Tatsache ist jedoch, daß mehr Menschen unter einer Beeinträchtigung des Hörvermögens leiden als unter Herzerkrankungen, Krebs, Blindheit, Tuberkulose, multipler Sklerose und Nierenkrankheiten zusammen.

Es gibt wahrscheinlich zwei Hauptgründe, weshalb wir Gehörproblemen keine Aufmerksamkeit schenken. Der erste: Gehörverlust entwickelt sich nur allmählich und schreitet langsam fort. Der zweite Grund ist, daß eine Hörschädigung so gut wie niemals den Tod zur Folge hat.

Woran können Sie erkennen, ob Sie unter einer Hörstörung leiden? Versuchen Sie, die folgenden Fragen genau zu beantworten:

Müssen Sie das Fernsehgerät häufig lauter einstellen?

Ertappen Sie sich oft dabei, daß Sie den Gesprächspartner bitten müssen, etwas zu wiederholen (nicht, weil sie unaufmerksam waren, sondern weil Sie nicht sicher sind, seine Worte richtig verstanden zu haben)?

Entgehen Ihnen manchmal Teile von Sätzen oder Worten?

Ist es Ihnen fast unmöglich, die Worte einzelner Personen zu unterscheiden, wenn Sie sich inmitten einer lärmenden Menschenmenge befinden?

Wenn Sie eine dieser Fragen bejahen, ist es möglich, daß Sie unter einer Hörstörung leiden. Nur ein Ohrenspezialist kann Ihnen mit Hilfe der bereits erwähnten Hörtests Gewißheit verschaffen.

Schützen Sie Ihre Ohren!

Wenn Sie nach lang andauernder Lärmeinwirkung ein Klingen, Summen oder Rauschen in den Ohren haben, könnte das auf eine Schädigung der Haarzellen in der Kochlea hinweisen. Meiden Sie künftig derartigen Lärm.

Wenn Sie nach starker Lärmeinwirkung ein eingeschränktes Hörvermögen feststellen, ist das ein Anzeichen eines gefährlich hohen Geräuschpegels, selbst wenn der Hörverlust nach einer gewissen Ruhezeit wieder verschwindet. Meiden Sie in Zukunft solchen Lärm. Können Sie derartige Lärmeinwirkungen nicht umgehen, treffen Sie Vorsorge und tragen Sie einen Ohrenschutz. Ohrenschützer sind sehr wirksam, doch leider finden die meisten Menschen sie unbequem und tragen sie deshalb nicht gern. Watte in den Ohren ist zwar bequem und mag den Wind abhalten, bietet aber gegen Lärm wenig Schutz.

Dr. Darrell E. Rose, leitender Audiologe an der Mayo-Klinik in Rochester (Minnesota), empfiehlt weiche Schaumstoff-Pfropfen. »Der Schaumstoff wird zwischen Finger und Daumen zusammengerollt, bis er klein genug ist und ins Ohr eingeführt werden kann. Er paßt sich bequem der Form des Gehörgangs an.« Dieser Weichschaum-Lärmschutz ist nicht teuer und unauffällig; man kann ihn wiederholt benutzen, und er reduziert den Lärm beträchtlich.

Andere Wissenschaftler empfehlen Ohrenschutz, wie er von Sportschützen getragen wird. Dieses Gerät dämpft die plötzliche Einwirkung des Schusses. Es ist auch recht brauchbar bei Rockmusik und in Diskotheken.

Ohrenschmalz

Es kann auch zu Hörverlust kommen, wenn man in bester Absicht die Ohren falsch reinigt und das Wattestäbchen zu tief ins Ohr einführt, um angesammeltes Ohrenschmalz zu entfernen. Oft schiebt man das Ohrenschmalz stattdessen noch tiefer ins Ohr hinein und es bildet sich ein Ohrenschmalzpfropf.

Normalerweise, so die Meinung der Ohrenärzte, reinigen sich die Ohren ganz von selbst. Das geschieht auf verschiedene Weise. So wird schon durch die Bewegung des Kiefers beim Kauen das Ohrenschmalz entfernt. Auch die kleinen Härchen im Gehörgang helfen, das Ohrenschmalz bis zum äußeren Ohr zu befördern, wo es dann leicht mit einem Wattestäbchen entfernt werden kann.

Die größte Befürchtung der Spezialisten ist es, daß man zu weit mit dem Wattestäbchen ins Ohr fährt, erklärt die Audiologin Dr. Peggy Williams: »Ein kleines Mißgeschick, und schon hat man das Trommelfell durchstoßen, möglicherweise sind sogar die Gehörknöchelchen beschädigt.«

Wenn sich Ohrenschmalz angesammelt hat, sollte nach Empfehlung der Experten ein Arzt das Ohr mit Hilfe einer Spezialspritze mit warmem Wasser ausspülen. Es gibt auch frei verkäufliche Mittel, die das Ohrenschmalz aufweichen. Sie sind recht wirksam, aber Fachleute sprechen sich dagegen aus, sie zu oft anzuwenden. Die meisten sind säurehaltig und können die zarte Haut der Ohren angreifen.

Mehr Aufmerksamkeit für die Ohren

Unsere Empfehlung lautet, daß man ganz allgemein den Ohren mehr Aufmerksamkeit schenken sollte. Wir müssen diesen wunderbaren Mechanismus besser zu schätzen lernen, der es uns möglich macht, mit anderen Menschen in Verbindung zu treten. Wir sollten uns bewußt an all den herrlichen Tönen und Klängen erfreuen, die uns zu Gebote stehen. Helen Keller hat einmal gesagt: »Blindheit trennt die Menschen von den Dingen, Taubheit trennt sie von den anderen Menschen.«

9. Kapitel

Klang und Psychologie

Einfluß des Tones auf die Psyche des Menschen

Untersuchungen über Auswirkungen des Lärms auf den Hörmechanismus und andere Bereiche körperlicher Gesundheit werden schon seit einiger Zeit durchgeführt. Die Wissenschaftler beschäftigen sich auch damit, welchen Einfluß Ton und Lärm auf die Psyche des Menschen haben.

Die Frage lautet: Selbst wenn Lärm oder bestimmte Geräusche keine physischen Störungen hervorrufen, können sie nicht dennoch das Verhalten, die Emotionen, das Denken und Lernen, Kreativität, Phantasie und andere psychische Prozesse negativ beeinflussen? Die Antwort ist eindeutig Ja.

Das Hören ist ein überaus komplizierter Prozeß. Die Form des Ohres, seine Verbindung durch die Nervenbahnen mit dem Gehirn und die Reaktionen des autonomen Nervensystems auf Geräusche sind nur einige der Komponenten, die zum Hörvorgang gehören.

Töne und Geräusche wecken im allgemeinen Gefühle und Vorstellungen im Hörer und rufen vielfältige Reaktionen wie Angst, Vertrautheit, Erinnerungen, Ärger, Unruhe und Liebe hervor. Man denke nur an die Panik, die entsteht, wenn man mitten in der Nacht ungewohnte Geräusche im Haus hört! Oder erinnern Sie sich an das Gefühl der Erleichterung, wenn ein Familienmitglied oder Freund bei Sturm oder Nebel unterwegs ist und man endlich das vertraute Motorengeräusch hört, wenn das Auto in die Einfahrt einbiegt.

Im Mittelpunkt dieses Kapitels steht ein kurzer Überblick

über Forschungsergebnisse, die sich auf die psychische Gesundheit beziehen.

Schall und Lärm

Um diese neuen Entdeckungen zu verstehen, ist es wichtig, *psychologisch* zwischen Schall und Lärm zu unterscheiden.

Für den Physiker entsteht Schall durch Schwankungen des Luftdrucks, die vom Ohr wahrgenommen werden. Schall wird als eine physikalische Realität angesehen. Im Gegensatz dazu ist Lärm ein Ausdruck, der in den Bereich der Psychologie fällt. Er bezieht sich auf unangenehme, unerwünschte und unerträgliche Geräusche. Die Lautstärke des Schalls kann mit dem Phonmeßgerät genau festgestellt werden. Für den Lärm ist der Hörer selbst der Maßstab.

Laute Geräusche werden nicht immer als Lärm empfunden. Bestimmte laute Geräusche, etwa Musik bei einem Rock-Konzert oder die anfeuernden Rufe und der Beifall bei Sportveranstaltungen können dem begeisterten Besucher als etwas höchst Erfreuliches erscheinen.

Im Gegensatz dazu braucht Lärm nicht immer besonders laut zu sein. Es gibt leise Geräusche, etwa das Flüstern eines Zuschauers während einer Theater- oder Filmaufführung, die wie eine laute Störung wirken.

Unsere Einstellung oder die Ansicht über ein bestimmtes Geräusch oder seinen Verursacher sind oft von gleicher oder von größerer Bedeutung als die physikalisch meßbare Intensität. Daher bieten Beschwerden über Lärm nicht unbedingt einen präzisen Hinweis auf die Dezibel-Lautstärke.

Wird aber ein lautes Geräusch als unerwünschter Lärm wahrgenommen (spielt zum Beispiel der Nachbar Musik, die man persönlich nicht mag, auf seiner Stereo-Anlage), dann wächst der Ärger im Verhältnis zur Lautstärke. In extremen Fällen, etwa in Diskotheken und bei Rock-Konzerten, kann der Schall sogar als angenehm empfunden werden, auch wenn seine Lautstärke Werte erreicht, die für den Organismus schmerzhaft sind. Die Grenzen zwischen Schmerz und Spaß werden fließend.

Einstellung zum Lärm

Eines der ersten maßgeblichen Projekte der Lärmforschung beschäftigte sich mit Menschen, die einen gewissen Einfluß auf ihre akustische Umgebung ausüben konnten. Die Erkenntnis daraus lautet: Wer glaubt, daß der Verkehrslärm seine eigenen ökonomischen Belange berührt, fühlt sich unterschiedlich stark belästigt, je nach seiner inneren Überzeugung.

In Pennsylvania befragte man die Anwohner nahe einer kürzlich eröffneten Autobahn über ihre Einstellung zu dieser neuen Einrichtung. Diejenigen, die glaubten, sie könnten den Wert ihres Grundstücks ungünstig beeinflussen, fühlten sich durch den Lärm stärker belästigt als alle, die der Meinung waren, daß der Wert ihres Grundstücks dadurch eher steigen würde. Diese Beziehung zwischen dem Grundstückswert und dem Ärger über den Verkehrslärm der neuen Autobahn blieb konstant, ganz gleich, wie groß die Entfernung zwischen Autobahn und Wohnsitz des Betreffenden war.

Wer aber glaubte, daß die Straße auch andere Vorteile bringen könnte, etwa mehr Arbeitsplätze und leichteren Zugang zu Einkaufszentren, Kirchen und anderen Dienstleistungseinrichtungen, war weniger ärgerlich über den Verkehrslärm als die Befragten mit gegenteiliger Meinung. Der Ärger über den Verkehrslärm erwies sich als unabhängig von Alter, Bildungsgrad und Einkommen.

Sheldon Cohen, Professor für Psychologie an der Universität von Oregon, schließt daraus: »Für die Beurteilung eines bestimmten Lärms durch den Betroffenen scheint entscheidend zu sein, welche Einstellung er dazu hat.«

Lärm und Geisteskrankheit

»Wenn Lärm einen Reizzustand und Verkrampfungen hervorruft«, sagt Dr. Cohen, »scheint es glaubhaft, daß langzeitige Lärmeinwirkung eine Geisteskrankheit verursachen oder verschlimmern kann.«

Die Untersuchung des Psychiaters Alex Tarnopolsky am Psychiatrischen Institut in London gibt eindeutig Hinweise darauf, daß Lärm nicht nur das Neuauftreten psychischer Erkrankungen fördert, sondern auch bereits bestehende psychische Probleme verstärkt.

Weiter haben Cohen und seine Mitarbeiter bewiesen, daß Kinder, die in der Nähe des Internationalen Flughafens von Los Angeles wohnten, komplizierte Aufgaben weniger gut lösen konnten als eine Vergleichsgruppe von Kindern aus ruhigeren Bezirken. Bei Schwierigkeiten waren die Kinder der ersten Gruppe schneller entmutigt und gaben auf.

Wenn sich auch Cohens Untersuchung auf Kinder konzentrierte, so läßt sich doch daraus schließen, daß starker Lärm in fast allen Fällen das Lernvermögen, die Fähigkeit, erlernte Fertigkeiten anzuwenden, die Konzentration und das Durchhaltevermögen ungünstig beeinflußt.

Lärm und unsoziales Verhalten

Eine weitere psychologische Auswirkung des Lärms besteht darin, daß die unsozialen Tendenzen im Menschen gefördert werden. Bei einem Experiment ließ ein Wissenschaftler mit einem Gipsverband am Arm immer gerade in dem Moment einen Stapel Bücher und Papiere auf den Bürgersteig fallen, wenn einige Fußgänger vorübergingen. Dann begann er alles aufzusammeln und schaute sich dabei um, als ob er Hilfe brauche. Ein anderer Kollege stand ein paar Meter weiter mit einem Motorrasenmäher auf der Wiese. Solange der Rasenmäher nicht in Aktion trat, blieben 80 Prozent der Passanten stehen und halfen, die Bücher und Papiere aufzusammeln. Wurde der Rasenmäher angestellt, hielten nur noch 15 Prozent der Vorübergehenden an.

Lärm übt auch eine psychologische Wirkung aus, indem er die Menschen weniger mitfühlend und verständnisvoll macht. Bei einem anderen psychologischen Experiment erhielten Studenten die Aufgabe, Bewerbungen von Arbeitssuchenden zu beurteilen und für jeden einzelnen Fall ein wöchentliches Anfangsgehalt zu empfehlen. Die Studenten, die die Auswertung in einem ruhigen Raum vornahmen, empfahlen durchschnittliche Monatsgehälter von etwa 1000 Dollar für die Bewerber. Die Gruppe, die in einem lärmerfüllten Büro (70 bis 80 Dezibel) arbeitete, schlug im Durchschnitt um mindestens 100 Dollar niedrigere Gehälter vor.

Lärm und Aggression

Lärm hat einen deutlichen Einfluß auf Aggressionen, die häufig Ausdruck angestauten Ärgers und Zorns sind. Laboruntersuchungen scheinen darauf hinzuweisen, daß starker Lärm allein noch nicht ausreicht, Aggressionen zu verursachen, daß er aber die vorhandene Veranlagung zu Wutanfällen und aggressiven Handlungen verstärkt. Die meisten von uns können sich sicher an extreme Reaktionen auf Lärm im alltäglichen Leben erinnern. So wird zum Beispiel in dieser Situation oft der Wunsch ausgesprochen, man würde den Lärmerzeuger und Störenfried am liebsten erwürgen oder umbringen.

Musik und Emotionen

Es ist seit langem bekannt, daß bestimmte Rhythmen und Harmonien unsere Emotionen beeinflussen können. In manchen Fällen werden sie intensiviert, manchmal auch verändert.

Schnelle Parademärsche haben zum Ziel, Energie und Erregung zu erzeugen und eine Vorwärtsbewegung zu fördern, während langsame Trauermusik feierlichen Ernst, Würde und Melancholie hervorruft.

Die Musikwissenschaft verbindet seit jeher das Dur-Klanggeschlecht mit einer glücklichen Stimmung und die Moll-Tonarten mit Trauer und Wehmut. Wir erkennen jetzt, daß solche Verallgemeinerungen viel zu sehr vereinfachen. So sind beispielsweise viele fröhliche Zigeunertänze in Moll gesetzt, und viele Jazz-Stücke, die Optimismus verbreiten und die Stimmung heben, stehen in einer Dur-Tonart.

Andererseits sind auch viele Country- und Western-Songs in Dur geschrieben und rufen dennoch im Zuhörer Empfindungen von Trauer und Schwermut hervor. Es kommt also nicht nur auf die vorgeschriebenen Noten an, sondern auch darauf, was weiter damit geschieht.

Die Melodieführung ist ein Faktor, der die Stimmung ebenfalls beeinflußt. Melodien mit vorwiegend aufsteigenden Strukturen haben die Tendenz, andere emotionale Reaktionen hervorzurufen als Melodien mit fallenden Strukturen. Die alten Griechen sangen beispielsweise ihre Tonleitern in absteigender Form. Heute ist es gebräuchlich, die Tonleiter aufsteigend zu singen. Die emotionale Wirkung ist in jedem Fall anders.

Eine Übung

Als einfache Übung singen Sie ein stetig ansteigendes Glissando auf den Vokal »O«, das heißt, Sie singen »Oh - h - h - h «, und gleiten wie eine Sirene die Tonleiter hoch. Danach ändern Sie die Richtung und singen »Oh - h - h - h « auf der Tonleiter von oben nach unten.

Achten Sie jedesmal darauf, was Sie sowohl physisch als auch emotional empfinden. Bemerken Sie den Unterschied?

Wiederholen Sie den Vorgang, aber verwenden Sie diesmal

den Vokal »A«. Beobachten Sie Ihre emotionalen Reaktionen. Die Absicht dabei ist es, zu zeigen, daß schon einfache musikalische Elemente, wie etwa Richtung und Klang (Ton) des Vokals, spezifische emotionale Wirkungen hervorrufen.

Auslösen emotionaler Reaktionen durch Musik

Wenn wir größere Kompositionen untersuchen, erweist es sich als wesentlich komplizierter, ihren emotionalen Auswirkungen nachzugehen. In einem bahnbrechenden Artikel von Kate Hevner, der 1937 im *American Journal of Psychology* erschien, wird das Bild eines Rades mit acht Speichen benutzt, um das Spektrum affektiver Reaktionen auf Poesie und Musik zu definieren. Diese acht Elemente sind:

1. ernst, getragen, weihevoll,
2. traurig, schwermütig, klagend,
3. sanft, zärtlich, gefühlvoll,
4. ruhig und besänftigend,
5. lebhaft, heiter, spielerisch,
6. lustig, fröhlich, glücklich,
7. angeregt, aufgeregt, voll Spannung,
8. kraftvoll, eindringlich, majestätisch.

Hevner ist der Meinung, daß Reaktionen auf Poesie oder Musik jeweils in eine der acht Hauptkategorien ihres Stimmungsrades eingeordnet werden können.

Im Jahre 1970 wählte die Musiktherapeutin Dr. Helen Bonny dreiundzwanzig Musikstücke (Pop, Klassik, Oper, Volksmusik und Jazz) aus, die ihrer Meinung nach deutlich erkennbare Stimmungen aufweisen. Als die Testpersonen diese Kompositionen anhörten und danach gebeten wurden, jede einer der acht Stimmungskategorien von Dr. Hevner zuzuordnen, stimmte das Urteil nur bei sieben oder acht Stücken überein, das waren etwa 30 Prozent.

Es ist klar, daß Musik eine starke emotionale Wirkung auf die Zuhörer ausübt, aber diese Wirkung ist bis auf wenige Fälle nicht allgemein vorhersehbar. Wie jedoch aus dem nächsten Kapitel deutlich wird, können sich auch die unspezifischen Emotionen, die durch bestimmte Musikstücke ausgelöst werden, für den Musiktherapeuten als hilfreich erweisen. Das gilt besonders für die Therapieformen, die sich die imaginativen Reaktionen auf die emotionale Tonfarbe der Musik zunutze machen.

Musik in unserem Alltag

Ein großer Teil der bisher geleisteten Forschungsarbeit beschäftigte sich damit, den Einfluß der Musik auf die Leistungen im Bereich der Industrie, der Erziehung oder des Sports zu untersuchen. Um 1940 begann man ernsthaft damit, Musik am Arbeitsplatz einzusetzen, obwohl bereits in den dreißiger Jahren erste Experimente vorgenommen wurden.

In der Januar-Ausgabe 1943 der Zeitschrift *Mechanical Engineering* ist der berühmte Vortrag Professor Burris-Meyers über Hintergrundmusik abgedruckt. Darin berichtet er von kontrollierten Versuchen, die gezeigt haben, daß Musik in Industriebetrieben zu gesteigerter Produktivität und zu Rückgang der Fehlzeiten führt. Diese Veröffentlichung gab der Anwendung von Hintergrundmusik am Arbeitsplatz großen Auftrieb.

Wie wir heute jedoch wissen, waren die von Burris-Meyer angeführten Ergebnisse nur zum Teil der Musik zuzuschreiben. Eine wichtige Komponente, die diese Ergebnisse beeinflußt hat, war der sogenannte Hawthorne-Effekt. Dieses Phänomen bedeutet, daß in einer langweiligen, monotonen Arbeitssituation durch einen wie auch immer gearteten äußeren Anreiz eine positive Wirkung bei den Arbeitern erzielt wird.

Hintergrundmusik, von der Firma *Muzak* eingeführt (dieser Name bezeichnet inzwischen die ganze Musikgattung), ist heute in öffentlichen Einrichtungen allgegenwärtig. Es heißt, daß täglich sechzig Millionen Menschen überall auf der Welt allein die Produkte von *Muzak* hören. Dazu kommen noch die Millionen, die von den Klangerzeugnissen anderer Firmen und von Radiomusik umgeben sind. Das ist eine ungeheure Zahl von Menschen! Fast alle, die dieser Klangberieselung ausgesetzt sind, ob sie das wünschen oder nicht, werden davon sowohl psychologisch als auch physiologisch beeinflußt. Der Angriff erfolgt im Fahrstuhl und im China-Restaurant, in Supermärkten, Warenhäusern und Banken, sogar in der Leichenhalle und an anderen unwahrscheinlichen Orten.

Programmierung der Emotionen

Die herkömmlichen Programme der Firmen, die Hintergrundmusik liefern, bewegen sich im allgemeinen in recht engen formalistischen und manipulativen Grenzen. Die Programmexperten arbeiten musikalische Szenarios aus, die exakt der jeweiligen Situation angepaßt sind.

In einer hausinternen Publikation der Firma *Muzak* mit dem Titel »Environs« heißt es: »Programmspezialisten ... legen die genauen Werte der musikalischen Elemente jeder Aufnahme fest, das heißt Tempo (Anzahl der Schläge pro Minute), Rhythmus (Walzer, Foxtrott, Marsch), Instrumentation (Blech, Holzbläser, Streicher) und Orchesterstärke (Fünfmann-Combo, Sinfonieorchester mit dreißig Musikern usw.).« Es gibt bei dieser Art Musik kaum Solisten, weder vokal noch instrumental. Kompositionen werden nur dann in das Programm aufgenommen, wenn sie diesen vorgegebenen Maßstäben entsprechen.

Die Programme sind stets so zusammengestellt, daß sie den Eindruck erwecken, als ob sich unsere Zeit dynamisch und bedeutsam weiterentwickelt. »*Muzak* enthält in jedem Abschnitt von fünfzehn Minuten einen ansteigenden Stimulus, der ganz logisch die vorwärtsdrängende Bewegung unterstreicht«, heißt es in einer Werbeschrift. »Dadurch wird Langeweile oder Monotonie und Erschöpfung entgegengewirkt.« Diese Behauptung scheint die Tatsache zu ignorieren, daß bei vielen Zuhörern durch diese Art von Musik gerade Langweile (oder Schlimmeres) hervorgerufen wird.

Musik wirkt auf die Psyche des Menschen

Es gibt keinen Zweifel, daß Musik zur psychologischen Beeinflussung eingesetzt werden und dazu dienen kann, die Wachsamkeit und Produktivität der Beschäftigten besonders bei langweiligen und monotonen Arbeiten zu fördern. Durch Musikprogramme kann die Arbeitsproduktivität manipuliert werden. Diese Programme können beschleunigend wirken, sie können aber auch, wenn das erwünscht ist, das Tempo verzögern. Das gilt natürlich auch für die Musik, die speziell für Supermärkte, Warenhäuser und Schnellimbiß-Restaurants programmiert wird und unmerklich unsere Kauf- und Eßgewohnheiten beeinflußt.

Ein kleiner Test, den Sie selbst durchführen können:

Wenn Sie das nächste Mal in einem Schnellimbiß-Lokal Platz nehmen, achten Sie darauf, ob nicht alle Gäste synchron im Takt der Hintergrundmusik kauen! Wenn Sie aber den einen oder anderen fragen, ob ihm die Musik gefällt, lautet meist die Antwort: »Welche Musik?«

Eat to the Beat (etwa »Iß nach dem Takt«), ein großer Hit Anfang der achtziger Jahre, ist noch immer das Motto der Schnellimbiß-Gaststätten. Es ist kein Geheimnis, daß deren Management an Bewegung interessiert ist: Die Gäste sollen in ihr Unternehmen hineinspazieren und das Lokal nach Sättigung möglichst schnell wieder verlassen.

Ton und Musik wirken auf der Ebene des Unbewußten

Seit langem macht sich die Anzeigenwerbung unterschwellig wirksame Elemente zunutze. Dr. Wilson Brian Key hat in seinem aufsehenerregenden Buch *Subliminal Seduction* diesen Angriff der Medien auf unser bewußtes und unbewußtes Verhalten dokumentiert. Es scheint, als ob inzwischen der Bereich der unbewußten Manipulation erweitert wurde und jetzt nicht nur das Gedruckte, sondern auch den Ton umfaßt.

Ende der siebziger Jahre berichteten die *New York Times*, das *Wall Street Journal* und andere angesehene Blätter, daß Dr. Hal Becker von der Tulane-Universität, ein Pionier auf dem Gebiet der Anwendung unterschwellig wirksamer Tonreize, einen Weg gefunden habe, um verbale Befehle in der Hintergrundmusik zu verbergen. Beckers Erfindung öffnete eine Pandora-Büchse unterschwelliger Suggestionen mit Hilfe des Schalles.

Im wesentlichen besteht diese Technik darin, daß die verbale Suggestion bei so geringer Lautstärke gegeben wird, daß das Bewußtsein sie nicht wahrnehmen kann. Bewußt hört man nur die Musik. Dennoch absorbiert das Unterbewußtsein gleichzeitig die verbale Suggestion und reagiert darauf.

Bei einer Umfrage in einer Einkaufspassage, in der kurz zuvor eine Anlage mit Hintergrundmusik installiert worden war, entdeckte Dr. Murray Schafer, daß nur 25 Prozent der Kauflustigen der Meinung waren, sie hätten infolge der Klangberieselung mehr Geld ausgegeben, von den Ladenbesitzern waren jedoch 60 Prozent vom Gegenteil überzeugt! Wir empfangen die Botschaft, auch wenn wir nichts davon ahnen.

Musik und Unterbewußtsein

Bisher haben wir uns vor allem auf die psychologischen Einflüsse der Musik auf den bewußten Bereich konzentriert. Die Wissenschaft entdeckte jetzt, daß es computerähnliche

Programme gibt, die noch wirksamer den Zugang zu den inneren Codes unseres Geistes erschließen. Nach Dr. Manfred Clynes hat es den Anschein, als ob bei einigen dieser Codes ein Zusammenhang mit Rhythmus, Melodie und den Intervallbeziehungen zwischen tonalen Frequenzen (Harmonie) bestehen könnte. Diese Codes innerhalb des Nervensystems könnten unsere Reaktion auf die emotionalen und rhythmischen Qualitäten musikalischen Ausdrucks beeinflussen und konditionieren. Mehr noch: Sie könnten sogar schon auf die Entstehung dieser Qualitäten eingewirkt haben.

Dr. Clynes, Konzertpianist und Neuropsychologe am Staatlichen Musikkonservatorium in Sydney (Australien) behauptet, daß es spezifische Formen des emotionalen Ausdrucks gibt, er nennt sie *essentic forms*, die wie Schlüssel und Schlüsselloch funktionieren und »spezifische Hirnprozesse aktivieren, auf die wir dann reagieren«. Untersuchungen deuten darauf hin, daß »essentic forms« eine kongeniale Bedeutung besitzen, die über den kulturellen Lernprozeß und die Konditionierung hinausgeht und deshalb bereits neurologisch kodiert sein muß.

Diese Entdeckung führt zu der Frage, auf welche Weise sich Musik überträgt und unsere Stimmung verändert, wenn man die ausschließliche Zuständigkeit der Ästhetik und der Musikkritik einmal außer Kraft setzt. Die Anwendung der Erkenntnisse Dr. Clynes hätte weitreichende Folgen für alle, die mit Musik zu tun haben, sei es als ausübende Künstler und Interpreten oder als Komponisten. Wir haben die Hoffnung, daß diese neue Wissenschaft dazu beitragen wird, ein neues Goldenes Zeitalter der Musik einzuleiten.

Ein weiteres Puzzle-Teilchen vom Einfluß der Musik auf den Menschen fand wie von selbst seinen Platz, als Rupert Sheldrake, ein Pflanzenphysiologe, im Jahre 1981 seine revolutionäre Evolutionstheorie veröffentlichte. In dem Buch *A New Science of Life* stellt Sheldrake die Theorie auf, daß das Universum weniger durch unwandelbare Gesetze bestimmt wird, als durch *habits* – Gewohnheiten und Verhaltensmuster, die durch Wiederholung von Ereignissen im Laufe der Zeit entstanden sind.

Nach dieser Hypothese dienen sogenannte *morphogenetische Felder* als Vorlage für Form und Verhalten. Mit anderen Worten: Sobald ein Verhaltensmuster manifest geworden ist, wird es für andere der gleichen Art leichter, aufgrund der morphologischen Resonanz das gleiche Verhalten zu übernehmen.

Das gilt sowohl für die Aktivitäten, die eine Ratte entwickelt, um sich in einem Labyrinth zurechtzufinden, als auch für das Kristall, das in einem verschlossenen Reagenzglas wächst. Es könnte sich auch insofern in unserer Beziehung zur Musik bemerkbar machen, als wir dabei nur auf die Art und Weise in Resonanz geraten, wie andere unserer Spezies in der Vergangenheit auf Musik reagiert haben.

Wort und Musik

Wenn das gesprochene Wort zur Musik hinzukommt, wird im allgemeinen die Musik nur noch zum Hintergrund für den Text. Leider entsteht dadurch die Situation, daß die analytische linke Gehirnhälfte die Oberhand gewinnt, da sie der »Botschaft« die gebührende Aufmerksamkeit schenkt. Auf diese Weise ist es leicht, dem Gesprochenen bewußt Widerstand entgegenzusetzen.

Es gibt eine Menge Selbsthilfe-Bänder oder Kassetten, die dem Zuhörer Hilfe anbieten, wenn er eine schlechte Gewohnheit ablegen möchte (zum Beispiel das Rauchen aufgeben), eine positive neue Verhaltensweise entwickeln (etwa gute Manieren oder besseres Golfspiel) oder den Streß abbauen will (durch autogenes Training) usw. Viele dieser Kassetten mit ihren gesprochenen Anweisungen sind genau das und nicht mehr: gesprochenes Wort. Der Sprecher rezitiert ohne Umschweife seinen Text. Bei vielen Menschen scheinen diese Kassetten Wirkung zu zeigen.

Der Psychologe John Adams führte in seiner klinischen Praxis eine Untersuchung durch, um zu ergründen, ob die Ergänzung des Gesprochenen durch Musik die Wirksamkeit des Programms steigert. Er nahm auf der einen Seite des Bandes seinen Standardtext auf. Auf der anderen Seite nahm er die gleichen Worte auf, aber er unterlegte sie zusätzlich mit den entspannenden Klängen der *Spectrum Suite* als Hintergrundmusik.

Das Ergebnis: Über 80 Prozent seiner Klienten bevorzugte die Seite mit der Musik. Konnten sie selbst wählen, dann hörten sie sich diese Seite an. Wichtiger noch ist die Tatsache, daß sie diese Seite immer wieder hören wollten. Zusammen mit der Musik wurden sie der Worte nicht überdrüssig.

Musik mit Worten

Wenn die Hintergrundmusik das gesprochene Wort so wirksam ergänzt, wie wäre es, wenn man die Positionen umkehren würde? Was würde geschehen, wenn die Musik den Vordergrund bildet und die Worte im Hintergrund bleiben? Aus solchen Fragen entwickelte sich eine neue Spielart der Psycho-Technologie. Diese Programme unterschwelliger Suggestionen werden unter verschiedenen Namen angeboten.

Im Grunde hat jede Methode das Ziel, die ideale Verbindung von Musik und Stimme zu finden, die den größtmöglichen Erfolg garantiert. Allerdings unterscheiden sich die Methoden ganz beträchtlich voneinander, sowohl was die Lautstärke des gesprochenen Wortes betrifft (das reicht von einem lauten Flüstern bis zur praktischen Unhörbarkeit) als auch in der Geschwindigkeit des Gesprochenen (manchmal läuft es beschleunigt, manchmal mit normaler Geschwindigkeit). Die Musikauswahl ist sehr unterschiedlich. Es gibt auch Kassetten mit natürlichen Geräuschen oder weißem Rauschen als Klanghintergrund. Bei manchen Techniken wird der Hörapparat monophon beansprucht (als ob wir nur ein Ohr hätten), andere sprechen das rechte und linke Ohr unabhängig voneinander an.

Jedes Fabrikat hat seine zufriedenen Kunden. Das macht unsere Rolle als Allgemeintheoretiker so schwierig. Wir haben keine Erklärung dafür, daß so unterschiedliche Methoden gleichermaßen wirksam sind. Untersuchungen über ihre relative Effektivität stehen noch aus.

Dieser Sachverhalt macht es auch dem Interessenten und Käufer nicht leicht. Wenn es so viele Methoden gibt, unter denen man auswählen kann, wie ist zu erkennen, welche bei uns persönlich am besten funktioniert? Es ist nicht möglich, denn es gibt keine allgemeingültige Antwort. Manche Firmen bieten an, bei Mißerfolg das Geld zurückzuzahlen. Wer also mit dem Ergebnis nicht zufrieden ist, braucht für den mißglückten Versuch nicht noch zu bezahlen.

Zusammenfassung

In der Vergangenheit bestand das vorherrschende Ziel der Forschung darin, Beweise dafür zu sammeln, welche Art von Lärm der psychischen Gesundheit schadet, und Möglichkeiten zu finden, mit Musik psychologische Reaktionen zu manipulieren. Für die kommenden Jahrzehnte sagen wir voraus, daß akustische Beweise gesammelt werden, die deutlich machen, wie eine bestimmte Musikart eingesetzt werden kann, um die psychische Gesundheit zu fördern, Fähigkeiten zu entwickeln und Kreativität freizusetzen.

Die folgenden Kapitel zeigen die Musik als ein Werkzeug, mit dessen Hilfe die Phantasie entwickelt, die Lernfähigkeit gefördert und die Psychotherapie unterstützt werden kann.

10. Kapitel

Klang und Phantasie

Die Heilkraft bildhafter Vorstellungen

Im Verlauf von Jahrtausenden und in vielen Kulturen (bedauer-
licherweise nicht in unserer) wurde Phantasie als eine starke
Kraft im Heilungsprozeß angesehen. Allmählich beginnen wir
umzudenken. In den letzten Jahren haben viele Experimente
und klinische Untersuchungen bewiesen, daß innere Bilder
dabei helfen, rasch weitreichende emotionale, psychische und
physiologische Veränderungen herbeizuführen. Auf dem Gebiet der psychischen Gesundheit scheint ein Jahrzehnt der Imagination angebrochen zu sein. Noch vor zwanzig Jahren waren
Phantasie, geistige Bilder und Vorstellungen die ausschließliche
Domäne von Künstlern, Musikern, Dichtern und Schriftstel-
lern. Imagination gehörte zum Fachgebiet der Ästhetik, nicht
der Psychologie.

Gegenwärtig steht das Interesse an der Heilkraft der Bilder
in Blüte. In den letzten Jahren erschien aus dem Bereich der
Psychologie und der Erziehungswissenschaft eine Reihe von
Büchern und Artikeln zu diesem Thema. Die Ankündigung von
Tagungen und Konferenzen, die sich mit Methoden des imaginativen Denkens beschäftigen, löst heute kaum mehr Überraschung aus. Neue Fachzeitschriften wurden gegründet.

Die heilsame Verbindung von bildhaften Vorstellungen und
Musik wollen wir zuerst am Beispiel der Musiktherapie untersuchen.

Musiktherapie

Nach der traditionellen Definition ist Musiktherapie die systematische Anwendung von Musik durch den Musiktherapeuten mit dem Ziel, positive Veränderungen im emotionalen oder physischen Gesundheitszustand des Patienten herbeizuführen.

Musiktherapeuten in privaten und öffentlichen Einrichtungen regen ihre Patienten zu vielfältigen musikalischen Aktivitäten und Reaktionen an. Man lernt singen oder ein Musikinstrument zu spielen, beteiligt sich am Chorgesang oder am Zusammenspiel mit anderen Musikern, bewegt sich und zeichnet zu Musik und versucht, als Reaktion auf Musik geistige Bilder und Vorstellungen zu entwickeln.

In den USA werden an zahlreichen Colleges und Universitäten Ausbildungsgänge in Musiktherapie angeboten, die in der Regel akademische und klinische Arbeit verbinden. Ziel ist der Erwerb des Titels *Registered Music Therapist* (RMT), eines staatlich geprüften Musiktherapeuten. In Deutschland gibt es seit wenigen Jahren den Modellstudiengang Musiktherapie. Das Studium an der »Fachhochschule für Musiktherapie« in Heidelberg dauert vier Jahre. Voraussetzungen für die Aufnahme sind die Reifeprüfung, Grundkenntnisse im Bereich der Musik sowie eine Aufnahmeprüfung.

Die Ausgaben des *Journal of Music Therapy* von 1964 bis heute geben ein Bild davon, in welchen Bereichen die Wissenschaftler die Anwendung von Klang und Musik und deren Einfluß auf Physiologie, Verhalten, Emotionen, Lernfähigkeit und auf den therapeutischen Prozeß untersucht haben.

Musik und das Gehirn

Gemäß einer Zusammenfassung der Forschungsergebnisse, die von M. Critchley und R. A. Henderson unter dem Titel *Music and the Brain: Studies in the Neurology of Music* erschienen ist, können mindestens drei neurophysiologische Prozesse durch die Reaktion auf Musikreize aktiviert werden.

1. Da Musik nonverbal ist, kann sie durch die Hörrinde direkt in das Zentrum der emotionellen Reaktionen vordringen, von dem man annimmt, daß es im limbischen System liegt. (Die herkömmliche Verbalisierung des Therapeuten, die vielleicht in Form einer zusammenfassenden Feststellung die Tendenz hat, im Patienten Widerstand zu wecken, entfaltet ihre Wirkung hauptsächlich im Bereich der Hirnrinde, besonders in der für logische und analytische Vorgänge zuständigen linken Gehirnhälfte.)

2. Musik könnte in der Lage sein, den Strom des gespeicherten Erinnerungsmaterials durch den *corpus callosum* (Hirnbalken) zu aktivieren, so daß rechte und linke Gehirnhälfte harmonisch zusammenwirken und weniger Konflikte entstehen.

3. Beruhigende und besänftigende Musik könnte sehr wohl helfen, große Moleküle, sogenannte Peptide, zu bilden, die Schmerzen lindern, indem sie auf spezielle Rezeptoren im Gehirn einwirken.

Für die Therapie bedeutet das, daß richtig ausgewählte Musik bei der psychotherapeutischen Sitzung fast zu einem zusätzlichen Hilfstherapeuten wird, denn sie ruft emotionale Reaktionen hervor, macht das in der Erinnerung gespeicherte Material verfügbar und lindert bestimmte neurologisch bedingte Schmerzen. Die Musik scheint imstande, durch ihren nonverbalen Charakter einen so starken Einfluß auf den Patienten auszuüben, wie es dem auf den verbalen Ausdruck angewiesenen Therapeuten niemals möglich ist.

Obwohl wir sicher sind, daß sich viele Arten von Musik in bestimmten Fällen als therapeutisch erfolgreich erweisen, ist der ganze Bereich noch nicht genügend erforscht, um Hypothesen über den psychologischen Einfluß der Musik in der Psychotherapie zu bestätigen und/oder weiterzuentwickeln.

Bilder, Musik und Emotionen

Da Musik im Menschen nonverbale emotionale Reaktionen hervorruf, wird sie manchmal als die Sprache des Gefühls bezeichnet. Bedeutsam für den Therapeuten ist auch, daß Musik Vorstellungen sowohl allgemeiner als auch spezifischer Art hervorruft, die der Komponist nie beabsichtigt hatte.

Als Antonio Vivaldi im 18. Jahrhundert *Die vier Jahreszeiten* komponierte, hat er nicht die Erwartung damit verknüpft, daß ein Bewunderer seiner Musik im 20. Jahrhundert sagen würde: »Diese Klänge erinnern mich an einen glücklichen Sommer in meiner Kindheit, den ich auf dem Bauernhof von Onkel Ed und Tante Anna verbracht habe.«

Musik kann solche emotionalen Wirkungen hervorrufen und fördern, behaupten die Therapeuten I. A. Taylor und F. Paperte in einem Artikel im *Journal of Aesthetics*. Sie bezeichnen diese Eigenschaft als *»depth provocation«* (Tiefenprovokation). Sie sind weiter der Meinung: »Musik kann infolge ihrer abstrakten Natur das Ego und die intellektuellen Kontrollen umgehen, direkten Kontakt zu den tieferen (Gehirn)-Zentren aufnehmen und latent vorhandene Konflikte und Emotionen wecken, die dann durch die Musik ausgedrückt und verarbeitet werden.«

Die Philosophin Susan Langer, die sich mit Fragen der Ästhetik beschäftigte, betont in ihrem 1942 erschienenen grundlegenden Werk *Philosophy in a New Key,* daß Musik uns helfen kann, Emotionen, Stimmungen, nervöse Spannungen und Lösungen zu formulieren und darzustellen. Bei einer besonderen Methode, Musik produktiv bei therapeutischen Sitzungen anzuwenden, macht man sich ihre Eigenschaft zunutze, geistige Bilder und Vorstellungen hervorzurufen.

Gelenkte bildhafte Vorstellungen und Musik

Die Menschen wissen schon seit langer Zeit, daß Musik die Phantasie anregt. Der Gedanke, dieses Phänomen gezielt zu nutzen, wurde wahrscheinlich zum ersten Mal von Helen L. Bonny und Louis M. Savary im Jahre 1973 in dem Buch *Music and Your Mind* dargestellt.

Auf der Basis von Untersuchungen, die am Psychiatrischen Forschungszentrum von Maryland in Baltimore durchgeführt wurden und aufgrund der experimentellen Arbeit von Dr. Hanskarl Leuner in Europa, der allerdings keine Musik einsetzte, entwickelte Dr. Bonny eine neue Methode des Musikhörens, die sie *Guided Imagery and Music* (Gelenkte Imagination und Musik), abgekürzt GIM, nannte. Dabei wurden Reaktionen auf die Musik in Form kinästhetischer, visueller und gefühlsmäßiger Vorstellungen gefördert.

Dr. Bonny definierte GIM als »die bewußte Anwendung bildhafter Vorstellungen, die durch Entspannung und Musik ausgelöst werden, um Selbstverständnis und persönliche Entwicklungsprozesse des Menschen anzuregen.« Bonny und Savary gründeten zusammen das »Institut für Bewußtsein und Musik« mit dem Ziel, die Arbeit auf diesem Gebiet kontinuierlich fortzuführen. Als Musiktherapeutin galt Helen Bonnys Hauptinteresse psychologischen und therapeutischen Aspekten.

Dr. Savary, dessen Interesse vor allem auf dem Gebiet der personalen und spirituellen Entwicklung lag, nutzte die GIM-Methode, um meditative, kreative, transpersonale und spirituelle Bewußtseinszustände hervorzurufen. Darüber wird an anderer Stelle dieses Buches berichtet.

Dr. Bonny untersuchte, welche Musik eine angemessene Stimmungslage herbeiführt, die es erlaubt, konfliktreiche Zonen des Selbst zu untersuchen, ohne den freien Fluß der Phantasie des Patienten zu behindern. Die Musik, die sich als geeignet erwies, eröffnete den Hörern oft den Zugang zu einer Vielzahl neuer Erfahrungen. Dazu gehörten positive, transpersonale und religiöse Vorstellungen, die sogar imstande waren, das Leben der Betreffenden zu verändern. Es gibt anscheinend viele verschiedene Methoden, therapeutisch mit den Bildern und Symbolen zu arbeiten, die beim Hören der Musik an die Oberfläche steigen.

Helen Bonny schreibt aus der Perspektive des Therapeuten: »Für alle, die nach neuen geeigneten Heilmethoden suchen, enthält die Erforschung und Weiterentwicklung der praktischen Anwendung des Tons in Form von Musik das Versprechen, daß dem Menschen damit in Zukunft ein wirksameres Mittel zur Verfügung steht, als es bei den traditionellen Methoden in der Vergangenheit der Fall war. Neue Erkenntnisse könnten eine größere Differenzierung und die Kontrolle sinnlosen Lärms ermöglichen, der Körper und Geist belastet, und außerdem die sensitive, heilende Anwendung der als Musik bezeichneten Klänge fördern.«

Bei der therapeutischen Anwendung von Musik muß die Fähigkeit vorhanden sein, zu erkennen, welche Art von Musik im jeweiligen Fall heilsam wirkt und welche nicht. Um diese Fähigkeit zu entwickeln, ist besondere musikalische Schulung sowie psychologische Ausbildung erforderlich.

Die Ausbildung von Therapeuten, die mit der Methode der *Guided Imagery and Music* arbeiten wollen, erfolgt am »Institut für Bewußtsein und Musik« sowie an manchen Colleges und Universitäten in den USA. Es gibt noch nicht viele, die sich für die Anwendung der GIM-Methode qualifiziert haben. Die wenigen gehören in der Tat zu einer ganz neuen Klasse von Therapeuten.

Durch Musik hervorgerufene Bilder

Bei der GIM-Technik fand man als Verbindungsglied zwischen Therapeuten und Patienten eine Reihe von geistigen Bildern, die nach Aussage der Patienten beim Musikhören auftauchen. Diese Vorstellungen bilden das Rohmaterial, mit dem man arbeitet, um therapeutische Erkenntnisse und Verhaltensänderungen herbeizuführen.

Unter Anleitung eines ausgebildeten Beraters wirkt die GIM-Methode als starker psychischer Offenbarungsvorgang. Sie macht es möglich, Bewußtseinsebenen zu erforschen, die im allgemeinen dem Normalbewußtsein nicht zugänglich, jedoch für den therapeutischen Prozeß von entscheidender Bedeutung sind. Die Musik erleichtert diesen Vorgang. Die Musik wird danach ausgewählt, ob sie die Fähigkeit besitzt, die Stimmung oder Wahrnehmungsfähigkeit des Zuhörers herbeizuführen und aufrechtzuerhalten, die für dieses Experiment erforderlich ist. Verschiedene Elemente der Musik, die charakteristische Eigenart der Instrumente, die Klangfarbe der Stimme, Rhythmus, Harmonik, Melodie, Intensität, haben auf ganz subtile Weise einen starken Einfluß auf die Stimmung, die emotionale Beteiligung und die »innere Reise« des Zuhörers.

Obwohl es wichtig ist, daß der Patient den GIM-Prozeß in entspanntem Bewußtseinszustand beginnt, bestehen Funktion und Ziel der GIM-Sitzung nicht einfach darin, Entspannung herbeizuführen. Oft kann das therapeutische Ziel genau gegenteilig sein, man möchte zum Beispiel einen starken Affekt wie Zorn hervorrufen. Deshalb besteht das Problem bei der Programmauswahl für eine GIM-Psychotherapie-Sitzung nicht nur darin, der allgemeinen Stimmungslage des Patienten entsprechende Musik zu finden, sondern man muß auch erkennen, welche musikalischen Qualitäten die inneren Bilder und Vorstellungen entstehen lassen, die das Selbstverständnis und die persönliche Entwicklung bei diesem bestimmten Menschen in diesem Augenblick fördern könnten.

Warum wenden wir Musik an?

Wie werden bildhafte Vorstellungen hervorgerufen? Können wir sie nicht einfach durch Tagträumen oder durch den bewußten Einsatz unserer kreativen Imagination erzeugen? Wenn das zutrifft, warum sollten wir dann die Musik zu Hilfe nehmen?

Es gibt zwei Gründe dafür. Der erste: Nicht jeder kann willentlich lebhafte innere Bilder und Vorstellungen in sich entstehen lassen. Die Forschung hat bewiesen, daß wir ganz unabhängig von unseren sonstigen natürlichen Fähigkeiten die Neigung besitzen, bei Musik bildhafte Vorstellungen in größerer Zahl, mit größerer Intensität und von längerer Dauer zu erzeugen als ohne Musik.

Zwei Wissenschaftler der *Florida State University,* Alexandra Quittner und Robert Glueckauf, verglichen bei neunzig Collegestudenten die Fähigkeit, innere Bilder entstehen zu lassen, während sie Musik hörten (in diesem Fall die *Spectrum Suite*), und während sie sich einfach in entspanntem Zustand in einem ruhigen Raum aufhielten. Man entdeckte, daß die durchschnittliche Produktion von Bildern bei den Studenten beträchtlich höher lag, wenn sie Musik hörten, als wenn sie sich lediglich entspannt hatten. Außerdem war ein deutlicher Anstieg der Qualität und Dauer der bildhaften Vorstellungen erkennbar.

Der zweite Grund für die Anwendung von Musik zur leichteren Entwicklung innerer Bilder besteht darin, daß bestimmte Kompositionen die Tendenz haben, auch eine ganz bestimmte Art bildhafter Vorstellungen zu erzeugen. Mit anderen Worten: Die entsprechende Musik kann helfen, sich auf ein bestimmtes therapeutisches Ziel zu konzentrieren und es leichter zu erreichen.

Musiktherapeuten, die mit der GIM-Methode arbeiten, müssen sehr gut über die emotionalen Potentiale der einzelnen Kompositionen Bescheid wissen. Sie müssen auch sensibel genug sein, um für den Patienten die richtige Musik zum richtigen Zeitpunkt auszuwählen. Eine Musikauswahl für *therapeutische Eingriffe* kann man nicht ohne entsprechende Ausbildung und Erfahrung allein für sich zu Hause treffen.

Patienten, die sich zur Behandlung in psychiatrischen Kliniken befinden oder wegen schwerer Persönlichkeitsstörungen mit einem Therapeuten arbeiten, der keine Musik verwendet, sollten auf keinen Fall eine Selbsttherapie versuchen, bei der in irgendeiner Form Musik eingesetzt wird.

Therapeutische Musik zu Hause

Im allgemeinen ist es aber ungefährlich, auch ohne Schulung und ohne die Hilfe eines Musiktherapeuten ein *einfaches Programm* für sich selbst zusammenzustellen, das beim Musikhören bildhafte Vorstellungen wachruft. Dazu regen Bonny und Savary in ihrem Buch *Music and Your Mind* an. Manche Menschen besitzen ganz intuitiv die Gabe, die persönliche Bedeutung bildhafter Vorstellungen zu erkennen. Andere, vor allem die Therapeuten, müssen viele Stunden lernen und üben, um diese Fähigkeit zu entwickeln. Die Vermittlung dieser Fertigkeit ist nicht die Absicht dieses Buches. Wir wollen hier nicht über die Methoden sprechen, wie mit den beim Anhören der Musik auftauchenden bildhaften Vorstellungen und Symbolen therapeutisch zu arbeiten ist.

Den Lesern, die daran interesiert sind, Symbolbilder zu verarbeiten, können vielleicht Carl G. Jungs Ausführungen über die aktive Imagination oder das Buch *Waking Dreams* (Harper & Row, New York 1977) von Mary Watkins weiterhelfen.

Unsere Hinweise für die Anwendung der Musik sind *nicht* für die therapeutische Arbeit bestimmt. Dazu ist unbedingt professionelle Hilfe erforderlich.

Der Strom der inneren Bilder, die während der Entspannung auftauchen, kann bereichern und dazu beitragen, daß die Zeit angenehmer vergeht. Außerdem ist es für manche vielleicht hilfreich, anregende Musik zu hören und zu beobachten, wie der Film auf der »inneren Leinwand« abläuft.

Es scheint, als ob der Strom der Bilder, der sich beim Zuhören einstellt (ebenso bei der Entspannung), auch dann therapeutisch wirkt, wenn nicht der Versuch einer Interpretation gemacht wird und man sich nicht eigens bemüht, eine psychologische Bedeutung in den Bildern zu erkennen.

Die inneren Sinne der Phantasie

In diesem Kapitel gebrauchen wir die Bezeichnungen »bildhafte Vorstellungen« und »innere oder geistige Bilder« in einem sehr allgemeinen Sinn. Vielleicht wäre der Begriff »innere sensorische Reaktionen« treffender.

Die Phantasie des Menschen birgt sozusagen eine komplette Garnitur innerer Sinne in sich, die den äußeren Sinneswahrnehmungen des Sehens, Hörens, Riechens, Schmeckens und Fühlens entsprechen. Das bedeutet, daß wir auch in unserer Phantasie sehen, hören, riechen, schmecken und fühlen können.

Während Sie zum Beispiel an Ihrem Eßtisch daheim sitzen, können Sie sich ohne weiteres in der Phantasie vorstellen, daß Sie sich an dem von Ihnen besonders geliebten Ferienort befinden. Ihre Phantasie kann mit den inneren Sinnen die sinnlich wahrnehmbaren Einzelheiten dieses Ortes hervorrufen.

Wenn wir Worte wie »bildhafte Vorstellungen« oder »geistige Bilder« in Verbindung mit der Musik anwenden, dann meinen wir damit nicht nur die innere sensorische Reaktion des Sehens, sondern auch die Reaktionen aller anderen inneren Sinne.

Die folgende Übung zeigt einen Weg, zur Entspannung durch das Hören bildhafte Vorstellungen zu erzeugen. Die Methode kann mit hundert Variationen angewandt werden. Grenzen setzt nur die eigene natürliche, schöpferische Phantasie.

Eine Übung: Entspannung mit bildhaften Vorstellungen

1. Wählen Sie eine Zeit und einen Ort, an dem Sie aller Voraussicht nach nicht gestört werden, so daß Sie die ganze Aufmerksamkeit auf die ausgewählte beruhigende und entspannende Musik richten können.

2. Nehmen Sie eine bequeme Stellung ein. Sie können sitzen oder liegen.

3. Schließen Sie die Augen. Atmen Sie dreimal tief durch. Das reicht aus, den Körper zur Entspannung aufzufordern und ihn wissen zu lassen, daß er im entspannten Zustand bleiben kann, solange die Musik andauert.

4. Wenn Sie sich entspannt fühlen, fangen Sie mit der Musik an. (Manche scheuen die Ablenkung, wenn sie aus ihrer bequemen Stellung aufstehen, um die Musik anzustellen. Wenn Sie zu ihnen gehören, dann stellen Sie die Musik unmittelbar nach Punkt 1 an.)

5. Sobald die Musik ertönt, lassen Sie in Ihrer Phantasie das Bild einer angenehmen Umgebung entstehen. Zu den beliebtesten Schauplätzen gehören eine schöne Blumenwiese, ein glitzernder, sprudelnder Bach oder das Meer und der Strand.

6. Wenn der Schauplatz Ihnen gegenwärtig ist, lassen Sie Ihrer Phantasie freien Lauf, diese Szene nicht nur zu sehen, sondern auch die Geräusche dort zu hören; die Dinge zu berühren; zu schmecken und zu riechen, was sich an jenem Ort befindet. Nehmen Sie aktiv am Geschehen dort teil. Treten Sie in Verbindung mit dem Gras, den Blumen, mit Sand, Wasser oder was immer dort erscheint. Auf diese Weise verbringen Sie die Zeit auf angenehmste Weise im Zustand tiefer Entspannung.

Als Alternative zu der eben beschriebenen Methode der geistigen Bilder können Sie bei den Klängen der Musik auch etwas in Ihrer Vorstellung bildhaft entstehen lassen (visualisieren), was Sie im Leben erreichen wollen, irgendein Ziel, das Sie ernsthaft anstreben. Sie können sich bildhaft vorstellen, wie es in Ihr Leben einfließt. Sie können sich aber auch vorstellen, daß Sie sich gerade in diesem Moment bereits daran erfreuen, ganz gleich, worum es sich bei dem angestrebten Ziel handelt.

Sie können sich beispielsweise ausmalen, daß die gegenwärtige hoffnungslose Unordnung auf Ihrem Schreibtisch oder in Ihrem Schrank verschwunden, alles sauber aufgeräumt und jeder Gegenstand an seinem Platz ist.

Oder stellen Sie sich vor, daß Sie frei und offen mit jemandem sprechen, dem gegenüber Sie jetzt noch Kommunikationsschwierigkeiten haben.

Vielleicht visualisieren Sie auch, daß Sie in den Schweizer Bergen im perfekten Stil mit den Skiern einen Hang hinuntergleiten oder daß Sie mit einem schnellen Sportwagen eine kurvenreiche Landstraße entlangfahren.

»Aber ich habe einfach keine Phantasie ...«

Obgleich die meisten Menschen über eine lebhafte Phantasie verfügen und sich beim Musikhören leicht in bildhafte Vorstellungen versenken können, gibt es manche, die anscheinend keinen Anfang finden. Dazu einige Bemerkungen.

Es ist durchaus möglich, daß Sie zu den zehn oder zwanzig Prozent der Menschen gehören, die nicht visuell geprägt sind. Wenn das zutrifft, dann versuchen Sie, sich nicht auf visuelle Bilder zu konzentrieren, sondern auf taktile oder kinästhetische Reize, also auf den Tastsinn oder die Bewegung. Beobachten Sie, was in Ihrem Körper geschieht, während die Musik läuft.

Spüren Sie ein Kribbeln in den Fingerspitzen, das Gefühl des Schwebens? Empfinden Sie Hitze oder Kühle, eine Welle von Energie? Können Sie fühlen, wie die Musik Ihren Körper berührt? Spüren Sie es im Gesicht oder an den Armen?

Eine andere Möglichkeit besteht darin, sich auf die affektiven oder gefühlsbetonten Reaktionen zu konzentrieren, auch wenn diese nicht von bildhaften Vorstellungen begleitet sein sollten. Erzeugt die Musik in Ihnen ein Gefühl des Friedens, der Liebe, des Vertrauens, der Ruhe? Sind Sie eins mit sich und der Welt?

Es ist wichtig zu wissen, daß es viele unterschiedliche Möglichkeiten gibt, entspannende Musik mit Erfolg zu hören, auch ohne daß visuelle innere Vorstellungen auftauchen.

Die Entwicklung imaginativer Fähigkeiten

Wir empfehlen allen, die ihre visuellen imaginativen Fähigkeiten entwickeln wollen, sich anfangs auf *Details* zu konzentrieren. Wenn es also beispielsweise nicht sofort gelingt, das Meer und den Strand zu visualisieren, dann kann man vielleicht einen einzelnen Kieselstein oder eine Muschel vor dem »inneren Auge« entstehen lassen. Können Sie Farbe und Form erkennen? Können Sie den Stein in Ihrer Phantasie mit den Fingern berühren, seine Struktur fühlen? Vielen gelingt es, die Visualisierungsmethode sehr gut zu erlernen, indem Sie mit kleinen Dingen anfangen.

Entspannung und Streß

Entspannung und Visualisierung bei Musik dienen keineswegs nur dem Zeitvertreib, und wer glaubt, sie hätten nichts mit unserer Gesundheit zu tun, der irrt. Das Gegenteil trifft zu.

Untersuchungen haben ergeben, daß Streß die Körperchemie auf vielerlei Art verändert. Eine der wichtigsten Auswirkungen ist die Tatsache, daß bei zu großem Streß die Widerstandsfähigkeit gegen Krankheit herabgesetzt ist. Nach den Arbeiten von Dr. Hans Selye, Dr. Kenneth Pelletier, Dr. Arthur Gladman und vielen anderen hat es den Anschein, als ob so gut wie jede Erkrankung – vom Krebs bis zur banalen Erkältung – durch übermäßigen Streß ungünstig beeinflußt wird.

Diese Wissenschaftler sind der Meinung, daß man etwas dagegen unternehmen kann. Wenn man den Streß auf ein vernünftiges Maß reduziert, vermeidet man, sein Opfer zu werden.

Techniken der Streßbewältigung durch Musik können nicht nur zu Hause ausgeführt werden, sondern auch im Büro, manchmal sogar im Auto oder wo immer es paßt. Wie wir gesehen haben, treten wir durch die Anwendung beruhigender und stimmungsaufhellender Musik in Verbindung mit der universellen Kraft, die Botschaften an den Körper aussendet, um ihm dabei zu helfen, sich zu entspannen und in Einklang mit sich selbst zu kommen.

Geist und Phantasie können durch die Erschaffung bildhafter Vorstellungen und anderer sensorischer Reaktionen diese Entspannung fördern. Wenn Sie sich also dem Genuß der inneren Bilderwelt hingeben, tun Sie damit etwas für Ihre Gesundheit und fördern Ihre Ganzwerdung.

11. Kapitel

Ton und Musik in der Erziehung

Eine Lobby für den Ton

Die *National Institutes of Health* der US-Gesundheitsbehörde umfassen sieben Abteilungen. Eine davon ist das Staatliche Augen-Institut. Es ist bezeichnend, daß es kein Staatliches Ohren-Institut gibt! Wer in den Vereinigten Staaten ein Formular für die Einkommensteuer ausfüllt, findet auf der ersten Seite nur eine Art der Körperbehinderung erwähnt, die steuerbefreiend geltend gemacht werden kann, und das ist Blindheit.

»Der Grund ist nicht etwa, daß die Steuerbehörden die Blindheit für die schlimmste aller Behinderungen halten«, erklärt Howard E. Stone, Präsident einer Selbsthilfegruppe für Schwerhörige. »Der Grund ist vielmehr, daß die Blinden ihr Problem sehr deutlich artikuliert und sich die nötige Hilfestellung erkämpft haben.« Die Blinden besitzen eine Lobby im US-Kongreß. Die Hörgeschädigten nicht.

»Die einzige Chance für die Schwerhörigen, sich eine wirksame Interessenvertretung zu schaffen«, erklärt Mr. Stone, »besteht darin, daß sich genügend gesunde sachkundige Vertreter in ihrem Wahlbezirk für akustische Belange einsetzen. Nur dann ist ausreichend Spielraum, auch für diese Interessen einzutreten.«

Die Aufklärung, das Wecken der Aufmerksamkeit, ist die erste Stufe. Niemand wird die Notwendigkeit einer Lobby für die akustische Gesundheit einsehen, wenn nicht jedem die Gefahren übermäßigen Lärms und die großen Möglichkeiten zur Förderung der Gesundheit durch Ton und Musik zum Bewußtsein gebracht werden. Die Menschen wissen zu wenig darüber, wie der Schall nicht nur ihrem Hörmechanismus, sondern auch ihrer körperlichen und geistigen Gesundheit schadet. Welche Möglichkeiten haben wir, die Menschen zur Wahrnehmung ihrer akustischen Umwelt zu erziehen? Welche Methoden gibt es, um die akustischen Potentiale für den Prozeß der Erziehung und des Lernens allgemein nutzbar zu machen?

Was Hänschen nicht lernt...

Was für die Erziehung im allgemeinen gilt, trifft auch auf die akustischen Lernprozesse zu: Je früher der Mensch über etwas Bescheid weiß, um so besser. Diese Erkenntnis ist im Hinblick auf die schädlichen Auswirkungen des Lärms ganz besonders wichtig.

Ein Lärm-Arbeitsheft für Grundschüler wurde von Dr. Donna McCord Dickmann gestaltet. Die US-Umweltschutzbehörde förderte dieses Projekt. Mit Hilfe von Kreuzworträtseln, graphischen Darstellungen, Spielen, Tabellen und Arbeitsbogen sowie Bildern zum Ausmalen wird den Kindern bewußt gemacht, wie das Ohr funktioniert und wie es durch Lärmeinwirkung zu Hörschädigungen kommen kann. Nachdem die Schüler gelernt haben, wie man den Lärm in Dezibel mißt, stellen sie eine Liste der verschiedenen alltäglichen Geräusche auf, geordnet nach Lautstärke in Dezibel.

Auch die *American Speech-Language-Hearing Association* ASHA (Amerikanische Gesellschaft für Sprechen, Sprache und Hören) und die US-Umweltschutzbehörde EPA geben Poster und Broschüren heraus, die die Kinder dazu anregen sollen, bewußt auf den Lärm in ihrer Umwelt zu achten und mit ihrem Hörmechanismus sorgsam umzugehen.

»Operation SHHH«

Die Selbsthilfegruppe für Schwerhörige *(Self Help for Hard of Hearing People, Ing.*, abgekürzt SHHH) ist eine wunderbar kreative Gruppe von Freiwilligen aus dem Gebiet von Washington, D.C., von denen die meisten an einer Hörschädigung leiden. Sie haben ein Programm entwickelt, das die Bezeichnung »Operation SHHH« trägt und Kinder über den Lärm aufklären und dazu ermutigen soll, eine aktive Rolle beim Schutz ihres Hörvermögens zu übernehmen.

Das größte Interesse bei dieser ganzen Aktion fand eine Verkehrsampel, die mit einem Dezibelmeter (Phonmeßgerät) verbunden ist. Diese Vorrichtung wird meist in der Cafeteria oder an einer anderen lauten Stelle innerhalb des Schulgeländes aufgestellt. Sie zeigt Grün, solange der Lärm auf ein annehmbares Maß beschränkt bleibt. Beginnt das gelbe Licht zu leuchten, bedeutet das, daß der Lärmpegel derart angestiegen ist, daß er bei längerer Dauer das Gehör schädigen kann. Wird das Licht rot, ertönt ein Signal: der Lärm hat das erträgliche Maß überschritten und ist zu einer Gefahr geworden. Das rote Licht ist für die Kinder das Zeichen, mit dem Sprechen aufzuhören, bis wieder das grüne Licht aufleuchtet.

»Mit dieser Lichtanlage verfolgen wir zwei Ziele«, erklärt Howard E. Stone. »Einmal soll damit der effektive Lärmpegel an Ort und Stelle reduziert werden, und außerdem sollen die Kinder einen Vergleichsmaßstab kennenlernen, auf den sie in anderen Situationen zurückgreifen können.« Die Begründer der »Operation SHHH« glauben, daß solche Aktionen das Bewußtsein für Hörverluste bei jungen Menschen schärfen und daß sie darüber hinaus ihre Erkenntnisse auch daheim bei Eltern und Geschwistern verbreiten. Mr. Stone sagt über diese Aktivitäten: »Wenn sie das Hörvermögen auch nur eines einzigen Kindes erhalten, sind sie schon ein Erfolg.«

Die Aufklärung von Kindern und Erwachsenen über die

möglichen schädlichen Auswirkungen des Lärms auf den Hörmechanismus und den ganzen menschlichen Körper ist nur ein Teil des Erziehungszieles. Der andere Aspekt ist es, die Menschen darüber zu unterrichten, wie Ton und Musik konstruktiv und schöpferisch eingesetzt werden können, damit sie die physische und psychische Gesundheit fördern. Es ist noch ein weiter Weg, bis dieses Ziel erreicht wird, aber ein Anfang ist gemacht.

Geistige Entwicklung durch Kunst und Musik

In den letzten zehn Jahren sind in den USA den Budget-Kürzungen der Eiferer, die die Schulen von »überflüssigem Tand« befreien wollten, vor allem der Kunst- und der Musikunterricht zum Opfer gefallen. Inzwischen gibt es allerdings wichtige neue Hinweise darauf, daß die Beschäftigung mit Kunst und Musik nicht nur an sich schon etwas Nützliches ist, sondern daß die Einführung dieser Fächer in den Lehrplan auch die Leistungen in Mathematik, Lesen und in den Naturwissenschaften deutlich verbessert.

Einige Wissenschaftler machen inzwischen darauf aufmerksam, daß das Fehlen von Kunst und Musik im Schulunterricht die Gehirnentwicklung der Kinder verzögern kann. Kunst und Musik haben keineswegs nur ausschmückende Funktion, sondern sie spielen eindeutig eine weitaus wichtigere Rolle in der Erziehung. Es hat den Anschein, als ob diese Fächer die natürliche Neugier der Kinder anregen und vielleicht sogar buchstäblich die Gehirnkapazität erweitern. Noch wichtiger ist, daß sie den Kindern dabei helfen, ihren eigenen Wert und ihre Identität zu entdecken, und daß sie ihnen unter Umständen sogar das Tor zu einer beruflichen Laufbahn öffnen.

Musik in allen Fächern!

Bis jetzt konzentriert sich der Musikunterricht ausschließlich auf die Vermittlung eines gewissen Musikverständnisses und faktischen Wissens. So lernen die Kinder in den USA beispielsweise die Worte und Melodien patriotischer und anderer traditioneller amerikanischer Lieder. Sie werden bekanntgemacht mit den Grundlagen der musikalischen Notation (Dur und Moll, Vorzeichen, Notenschlüssel, Taktbezeichnungen usw.) Man spielt ihnen klassische Musik vor und lehrt sie die wichtigsten Namen der Musikgeschichte. Wenig Gewicht wird auf die affektive Reaktion der Schüler auf Musik gelegt, keine Beachtung findet ihr Körpergefühl beim Musikmachen oder Musikhören.

Unsere Anregung geht dahin, daß Ton und Musik erzieherisch während des gesamten Unterrichts genutzt werden. Musik braucht nicht unbedingt auf eine bestimmte Unterrichtsstunde beschränkt zu bleiben, sondern könnte einen wesentlich breiteren Anwendungsbereich finden und fächerübergreifend eingesetzt werden.

Bei dieser erweiterten Anwendung könnte Musik in den Klassenräumen als ein Instrument zur Förderung der physischen und psychischen Gesundheit dienen, als ein Werkzeug im Kampf gegen den Streß, sie könnte Entspannung bringen, wie ein Katalysator für die Kreativität in verschiedenen Fächern des Lehrplans wirken, den Hintergrund für eine tiefere Konzentration während des Studiums darstellen und damit zum beschleunigten Erlernen von Sprachen und anderen Fertigkeiten beitragen; sie könnte das Mittel sein, um alle Teile des Gehirns gleichermaßen zu trainieren, und sie könnte schließlich als eine Quelle physischer und geistiger Energie genutzt werden.

Musik zur Entspannung und zum Lernen

Entspannung ist im Klassenzimmer immer besonders wichtig, das gilt für Schüler wie für Lehrer gleichermaßen. Wissenschaftler haben bewiesen, daß wir in Streßsituationen nur mit der Hälfte unserer Gehirnkapazität zuhören. Wenn Schüler unter Streß stehen, ist ihr Lern- und Begriffsvermögen eingeschränkt. (Wir haben bereits in früheren Kapiteln Methoden beschrieben, die dem Menschen helfen, Entspannung zu finden und mit dem Streß fertig zu werden.)

Wenn die Schüler während des Unterrichts entspannter wären, könnten sie besser lernen. Würden sie besser lernen, hätten sie mehr Spaß an der Schule. Wenn sie mehr Freude an der Schule hätten, dann würden sie sich besser am Lernprozeß beteiligen und wären mit größerer Begeisterung dabei. Wären die Schüler eifrig beschäftigt und interessiert, würde für sie das Lernen zu einer wichtigen, den ganzen Menschen erfassenden (holistischen) Erfahrung. Wenn das Lernen für die Schüler so wichtig geworden ist, dann werden sie die Energie, die von allen Lernenden im Klassenzimmer ausgeht, mit Freude empfangen und teilen.

Musik und Kreativität

Musik kann eingesetzt werden, um die Kreativität der Schüler zu fördern. Passende Hintergrundmusik vermag die Hirnwellen im Alpha- und Theta-Frequenzbereich zu aktivieren. Diese regen bekanntlich die Kreativität an.

Musik kann von den Schülern in relativ entspanntem Zustand vor und während des Zeichenunterrichts gehört werden, wenn man ihnen im Unterricht Geschichten erzählt, bei Schreibübungen oder bei anderen Gelegenheiten, wenn die Intuition oder Phantasie des Kindes angesprochen werden soll. Lehrer berichten von deutlichen Verbesserungen der Leistungen bei Schülern von den untersten Klassen bis zu den Erstsemestern.

Musik und bildhafte Vorstellung im Klassenzimmer

Musik und bildhafte Vorstellungen haben an einigen Schulen schon Eingang in die Klassenzimmer gefunden. Ann McClure, die selbst aktiv Musik und Tanz betreibt und als Lehrerin wirkt, hat in den letzten Jahren einen kreativen Musikunterricht als Wahlfach an privaten und öffentlichen Grundschulen angeboten. Sie beginnt damit, daß sie mit den Schülern über die Phantasie und die verschiedenen Formen der geistigen Bilder und Vorstellungen diskutiert, die beim Musikhören auftreten können. Als nächstes führt sie mit den Schülern eine Reihe von Entspannungsübungen durch, die ihnen helfen, sich in einen entspannten Zustand zu versetzen. Bei diesen Übungen sitzen alle ganz bequem an ihren Pulten. Wo die Möglichkeit besteht, legen sich die Kinder auf den Teppichboden.

Sobald die Schüler entspannt sind, wird ein Band aufgelegt, das kreatives Hören durch Wort und Musik fordert. Während es abläuft, werden die Schüler angeregt, sich von ihrer Phantasie davontragen zu lassen. Danach werden sie veranlaßt, mit farbigen Stiften eine der inneren Vorstellungen oder Szenen zu zeichnen, die beim Musikhören entstanden sind. An die Zeichenperiode schließt sich im allgemeinen eine angeregte Sitzung, bei der Erfahrungen ausgetauscht werden.

Einer der Lehrer, der diese Aktion beobachtete, sagte danach: »Die Kinder waren tief versunken in den gesamten Prozeß. Es war, als hätten sie schon seit langem nach einem solchen Erlebnis gehungert. Sie schlangen das alles buchstäblich in sich hinein.« Stets baten die Kinder um eine Wiederholung. Es hatte den Anschein, als ob sie einen bis dahin verborgenen Teil ihres Selbst entdeckten, wenn sie die Musik hörten und den Vorgang gemeinsam mit anderen erlebten.

»Ich glaube, meine Generation ist aufgewachsen, ohne daß besonderer Wert auf die Selbst-Findung gelegt wurde«, erklärt Ann McClure. »Erzieher, Studienberater und Eltern haben sich nicht in erster Linie auf die Kreativität konzentriert. Wenn ich heute Kinder durch die Musik in die innere Welt der Phantasie führe, kann ich beobachten, wie sich in ihnen die Kanäle der Kreativität und der Persönlichkeit öffnen. Ich bin der Meinung, daß man diese Qualitäten beim traditionellen Unterricht übersehen würde.«

Musik und Bewegungsübungen

Außerhalb des Turnunterrichts und abgesehen von dem wilden Toben während der Pausen bekommen die Grundschulkinder selten Gelegenheit, fein- und grobmotorische Fähigkeiten zu üben, um ihre Muskeln zu entwickeln. Wir ermuntern die Kinder, sich zur Musik zu bewegen. Wir beginnen mit einfachen Bewegungen der Finger und Arme, lassen sie Linien und Kreise in der Luft beschreiben. Dann, ohne daß sie ihren Platz verlassen, beziehen die Kinder immer mehr den ganzen Körper in die Bewegung mit ein. Dabei ist nicht das Wichtigste, welche Bewegungen die Schüler ausführen, sondern daß sie ein Gefühl dafür bekommen, wie der Körper und die Muskeln auf die Musik reagieren.

Manche Kinder machen gern übertriebene, stark betonte Bewegungen, manche sind zurückhaltender. Was immer sie auch tun, wir regen sie dazu an, ihren Körper und die Kräfte wahrzunehmen, die in ihnen durch die Musik freigesetzt werden. Wir lassen die Kinder selbst die Entdeckung machen, daß die Musik nichts außerhalb von ihnen ist, sondern daß sie in ihnen selbst existiert und die Eigenschaft besitzt, in ihnen Energie freizusetzen, wenn sie es nur zulassen.

Man kann die Kinder auch auffordern, Vokale zu singen, »ah«, »oh«, »uh«, »ih« und dergleichen, um ihre Bewegungen zur Musik zu ergänzen. Wesentlich ist, den Kindern zu zeigen, wie der von ihnen selbst erzeugte Ton und ihre eigene Bewegung eins werden mit der Musik und dem Rhythmus. Sind Schüler schüchtern oder verlegen, sollte man sie die Augen schließen lassen, während sie die Übungen ausführen. »Auf diese Weise kann dich niemand sehen«, könnte man dazu erklären.

Es ist wichtig,daß sie die Verkrampfung, die innere Blockierung und ihre Verlegenheit überwinden und sich ganz der neuen Erfahrung hingeben. Durch Verlegenheit entsteht unnötige Spannung, die verhindert, daß der Schüler seine ganze Dynamik entwickelt.

Eine andere Übung, die von den Kindern sehr geliebt wird, ist das rhythmische Klopfen und Trommeln mit Fingern oder Händen auf dem Oberschenkel oder auf der Tischplatte. Oft übernehmen die Füße ganz spontan den Rhythmus.

Wenn man den Schülern erlaubt, ein bis zwei Minuten oder auch länger zu trommeln, scheinen sie vollkommen vom Rhythmus erfaßt und damit eins zu werden. Sie sind ganz bei der Sache, sie lächeln, sie lachen. Die Anzeichen der Entspannung zeigen, daß die Energie zu fließen beginnt und daß Körper und Geist sich als Einheit fühlen. Wahrscheinlich wird die Produktion der Endomorphine im Gehirn angeregt, wenn man fünf Minuten lang ununterbrochen die physische Handlung des rhythmischen Trommelns ausführt oder singt.

Man könnte meinen, daß eine solche Betätigung die Klasse in einen Raum voller hyperkinetischer Kinder verwandelt. Das ist aber keineswegs der Fall. Die von den Schülern erzeugten rhythmischen Strukturen geben ihrem Körper und Geist die Möglichkeit, die Ausgeglichenheit wiederzufinden und danach aufs neue konzentriert und lernbereit zu sein. Oft werden Kräfte freigesetzt, die bis dahin im Körper oder Geist blockiert waren. Das Kind wird von einer starken Erregung erfaßt, wenn es den freien Fluß der Energie in sich spürt.

Über die Anwendung der Musik im Unterricht habe ich das *Music-Making Manual for Non-Musicians* herausgebracht. Diesen unterhaltsamen »Leitfaden zum Musizieren für Nicht-Musikanten« gibt es sowohl als Kassette als auch als Büchlein.

Rhythmus und Verhalten

Zu den positiven Auswirkungen der rhythmischen Arbeit in der Schule gehört, daß sie bei manchen Schülern eine grundlegende Veränderung bewirkt.

Als ich im Jahre 1971 an öffentlichen Schulen in Kalifornien zu unterrichten begann, mußte ich eine besonders unruhige Mittelschulklasse übernehmen. Der größte Rowdy war ein hyperkinetischer rothaariger Bursche mit dem Namen Darby. Er hatte offenbar das Ziel, unter allen Umständen meine Autorität in der Klasse zu sabotieren.

Ich rief ihn nach vorn, setzte ihn hinter eine Conga-Trommel und ließ ihn seine Energie in Ton umsetzen, indem er die Trommel mit den Händen bearbeitete. Nachdem er etwa zwölf Sekunden laut und heftig getrommelt hatte, hielt er an.

»Ich habe nicht gesagt, daß du aufhören sollst«, sagte ich. »Spiel doch weiter.«

Er begann wieder, hörte aber gleich wieder auf. Ich wiederholte meine Anweisung »Spiel weiter« in den nächsten fünf Minuten immer aufs neue, während die Klasse mit gespannter Aufmerksamkeit zusah. Nachdem er fünf Minuten getrommelt hatte, klickte etwas in Darbys Kopf. Vielleicht hatten die Rhythmen einen Ausgleich zwischen seinen beiden Hirnhälften zustandegebracht. Auf jeden Fall bemerkte er, daß er Spaß daran hatte, Musik auf der Conga-Trommel zu machen. Außerdem war er völlig erschöpft!

Als ich ihm erlaubte, mit dem Trommeln aufzuhören und auf seinen Platz zurückzugehen, zeigte er für den Rest des Tages ein musterhaftes Benehmen. Nach dem Unterricht kam er zu mir und erzählte, daß er schon immer Interesse an Musik gehabt habe. Er fragte mich, ob ich ihm Gitarrenunterricht geben könnte.

Die Aufgabe reizte mich; ich nahm Darby als Privatschüler an. Innerhalb kurzer Zeit waren seine beträchtlichen Energien in konstruktive Bahnen gelenkt, und er wurde der beste jugendliche Gitarrist der Stadt. Der Tag, an dem er die Conga-Trommel gespielt hatte, war ein Wendepunkt in seinem Leben.

Auch andere Lehrer bemerkten die erstaunliche Änderung seines Verhaltens in ihrem Unterricht. Sie kamen immer wieder in meine Stunden, weil sie mein Geheimnis ergründen wollten. Rhythmus und Musik sind wunderbare »Geheimnisse«, die das Leben der Schüler vollkommen verändern können.

Musik und gesteigertes Lernvermögen

In letzter Zeit ist viel über verbesserte Lernmethoden geschrieben worden. Zahlreiche neue Techniken wurden vorgeschlagen und in manchen Schulen auch eingeführt. Die Musik erwies sich als ein besonders gutes Werkzeug, um den Zugang zu neuen Dimensionen und neuen geistigen Kräften zu erleichtern. Dabei handelt es sich vor allem um Musik, die im Hintergrund erklingt und während eines Instruktionsprozesses als Katalysator wirkt.

Einige Bezeichnungen solcher Techniken, die sich auch die Musik zunutze machten, sind »Suggestologie«, »Suggestopädie«, »Blitz-Lernen« und das wohl bekannteste, »Superlearning«. Sie alle beruhen auf den revolutionären Entdeckungen des bulgarischen Psychologen und Arztes Dr. Georgi Lozanow.

Bei Lozanows Schnell-Lernmethoden werden Musik und Literatur ebenso eingesetzt wie Visualisierung, Theater- und Rollenspiel. Musik schafft eine fröhliche und entspannte Atmosphäre, die eine belebende Wirkung auf den Menschen ausübt und hilft, die Tätigkeit beider Gehirnhälften anzuregen.

Eine Warnung: Beschleunigte Lernverfahren funktionieren nicht bei jeder beliebigen Musik! Das Geheimnis besteht darin, solche Kompositionen auszuwählen, die die Eigenschaft besitzen, die Aktivitäten der beiden Gehirnhälften auszugleichen, zu harmonisieren und zu synchronisieren. Lozanow setzte mit Erfolg die langsamen Sätze verschiedener Barock-Komponisten ein. Es ist wichtig zu wissen, das Barockmusik sehr oft ziemlich schnell gespielt wird. Die schnellen Teile klassischer und auch anderer Musik sind aber zu »interessant«, als daß man sie ohne Anleitung wirksam einsetzen könnte.

Wenn Sie beim Lernen solche »interessanten«Musikaufnahmen hören, werden Sie wahrscheinlich nicht viel Erfolg haben. Sie weden sich dabei ertappen, daß Sie mehr auf die Musik achten als auf das, was Sie lernen möchten.

Untersuchungen in den Vereinigten Staaten und in Europa haben gezeigt, daß die Kompositionen der »Anti-Frantic«-Reihe sich sehr gut zur Anwendung bei dieser Lernmethode eignen. Obgleich diese Musik nicht das übliche Tempo von sechzig Schlägen pro Minute bestitzt, erleichtert sie die Ganzhirn-Funktion.

Man sollte in diesem Zusammenhang auch daran denken, daß Dr. Lozanow in einem kommunistischem Land lebt und ihm der freie Zugang zu einem vielfältigen Plattenangebot fehlt. Für seine Experimente wählte er das Beste aus, was ihm zur Verfügung stand. Man kann deshalb aus seiner Musikwahl kein Dogma machen. Wir haben gefunden, daß auch von seinen Angaben abweichende Tempi ebenso wie Kompositionen ohne bestimmte Schlag-Zahl ähnliche Wirkungen hervorrufen.

Ein Erziehungsmodell für die Zukunft

Forschungsergebnisse weisen darauf hin, daß diese erweiterte Lernmethode sehr gut ein Unterrichtsmodell der Zukunft sein könnte. Bei der Theorie, die dem Schnell-Lernverfahren zugrunde liegt, wird eine Kombination von Musik und künstlerischen Betätigungen als Hintergrund für den Lernprozeß eingesetzt. Dadurch wurden große Mengen an Information in beide Gehirnhälften transportiert.

Welche Rolle spielt die Musik beim Lernvorgang? Auf einer untersten Ebene kann Musik helfen, den Körper zu beruhigen. Damit wird es möglich, effektiver zu lernen. Weiter gibt es die Hypothese, daß diese Art von Musik hilft, das Gehirn ins Gleichgewicht zu bringen, es zu harmonisieren und zu synchronisieren. Der Körper bringt seinen Energiefluß in Harmonie mit seinem eigenen Rhythmus.

Zu den Erfolgen der Lozanow-Methode gehört die Leistung von Schülern, die mit Hilfe von *Superlearning* den Lehrstoff von zwei Jahren innerhalb von zwei Monaten verarbeiteten. Bei einem anderen Versuch lernten Erwachsene in einem Monat eine Fremdsprache fließend sprechen.

Als eine Entwicklung, die den Effekt der *Superlearning*-Methode steigern könnte, ist die Aufnahme *Joy of Learning* aus meiner Serie *Soundwave 2000* anzusehen. Sie wurde besonders zur Förderung des Lernvorgangs konzipiert und arbeitet mit einem leisen simulierten Herzschlag, der die Bereitschaft des Hörers weckt, Geist und Körper mit geeigneten Atemfrequenzen und Hirnwellenmustern zu koppeln.

In *Joy of Learning* sind der Musik zusätzlich positive Suggestionen von sehr geringer Lautstärke unterlegt. Bei dieser Programmierungstechnik, die ich *Harmonic Affirmation* (Harmonische Affirmation) nenne, werden die Suggestionen als Teil der Struktur harmonischer Akkorde dieser Musik behandelt. Die Worte werden also Bestandteil der Instrumentation.

Das ist ein Anfang, um mit Hilfe einer neuen Technologie den Unterrichtsanforderungen unserer Zeit zu begegnen. Wie der Lehrer, Autor und Philosoph Jean Houston einmal sagte, unterrichten wir die Menschen immer noch mit Lerntechniken, die um 1825 entwickelt wurden, für das Leben in den achtziger Jahren des 20. Jahrhundert. Es ist an der Zeit, daß wir damit beginnen, Lerntechniken anzuwenden, die dem Menschen unserer Tage angemessen sind.

Helfen Sie sich selbst – und Ihren Kindern

Was können Sie für sich und Ihre Kinder tun, wenn ein Kurs über Schnell-Lernmethoden für Ihr Interessengebiet an Ihrem Wohnort nicht angeboten wird? Sie können zumindest während der Zeit des Lernens und Studierens einen Hintergrund mit entspannungsfördernder Musik schaffen. Aus vielen Briefen weiß ich, daß Schüler und Studenten aller Altersstufen inzwischen die Rock-Musik, die sie gewohnheitsmäßig beim Lernen laufen ließen, durch Entspannungsmusik ersetzt haben.

Ein typischer Bericht: »Zuerst vermißte ich den starken Rhythmus, ich mochte die sanfte Musik gar nicht«, schrieb ein Teenager. »Was ich aber sehr zu schätzen wußte, war die Tatsache, daß mein Notendurchschnitt um einen ganzen Punkt besser wurde.«

Denken Sie daran: Wenn Sie als Vater oder Mutter Ihrem Kind beim Lernen helfen, stellen Sie eine Entspannungsmusik im Hintergrund an. Das gleiche gilt, wenn Sie selbst studieren.

Welche Musik soll gespielt werden?

Experimentieren Sie. Die meisten Menschen sind der Meinung, daß sich entspannungsfördernde Musik am besten eignet. Versuchen Sie es mit den langsamen Sätzen der traditionellen klassischen Musik. Spielen Sie auch einmal zeitgenössische Kompositionen. Probieren Sie »Anti-Frantic«-Musik aus. Stellen Sie selbst fest, welcher Sound oder welche Musik für Sie am besten die beruhigende Atmosphäre schafft, die jede Ablenkung ausschaltet.

Wenn die Musik zu interessant ist oder zu stark die Aufmerksamkeit auf sich zieht, lenkt sie vom Lernen ab. Wenn Sie bemerken, daß Sie der Musik bewußt zuhören, dann ist es wahrscheinlich nicht die richtige zur Förderung des Lernprozesses.

Ein Leben lang lernen

Das Lernen hört nicht mit dem Tag auf, an dem man sein Diplom bekommt. In der Tat ist auch die Erwachsenenbildung zu einem Kennzeichen der heutigen Generation geworden, für die Selbsthilfe und Selbstverantwortung so viel bedeuten.

Erwachsene können es sich oft nicht leisten, sich solange mit dem Erlernen einer neuen Sprache oder Fertigkeit zu beschäftigen, wie sie eigentlich möchten. Es fehlt einfach die Zeit. Die Wissenschaft erforscht heute die Funktionen des Gehirns mit dem Ziel, den Lernprozeß zu erleichtern. Die neuen Lernmethoden können dann auf dem Gebiet der Wirtschaft, der Verwaltung, des Berufssports und der Kommunikation genutzt werden.

Der Ton im Betrieb

Eine steigende Anzahl von Firmen hat bereits erkannt, daß ein gesunder Arbeitnehmer auch ein produktiver Arbeitnehmer ist. Man begreift, daß die Kosten für gesundheitsfördernde Einrichtungen, die der ganzen Belegschaft und nicht nur der Geschäftsleitung dienen, sich in Form geringerer Fehlzeiten und höherer Produktivität bezahlt machen. In den USA gibt es inzwischen nicht nur in großen Unternehmen wie Levi-Strauss oder Lockheed Fitneß-Programme, sondern ebenso in kleinen Firmen.

Das alles gehört zu dem großen Ziel, wegzukommen von der Behandlung der Krankheit in Richtung der Gesunderhaltung des Menschen. Zu diesem Zweck werden auch umfangreiche Programme zur Gesundheitsvorsorge angeboten. Dazu gehören u.a. Seminare zur Streßbewältigung, Fitneß-Gymnastik, Nichtraucher-Kurse und die Beratung über Ernährung und Diätfragen. Wenn man sich bei solchen Projekten ein wenig von den Erkenntnissen und Informationen über den Einfluß von Ton und Musik auf die Gesundheit zunutze machte, wäre die Wirksamkeit in den meisten Fällen noch zu steigern.

An dieser Stelle ein Wort über die akustische Erziehung der Erwachsenen. Wird heute irgendwo ein neuer Übungs- oder Fitneßraum eingerichtet, verwendet man mit Sicherheit viel Sorgfalt darauf, die richtigen Farben auszusuchen. Man denkt aber kaum daran, daß sich an einem solchen Ort auch akustische Probleme ergeben.

Auf rein physikalischer Ebene könnte der Dezibelwert gesenkt werden, indem man Fußboden, Wände und Decke mit schallschluckendem Material auskleidet. Eine psychische Wirkung wäre durch geeignete Musik zu erzielen. Man müßte Musik einsetzen, die entspannend wirkt und es dem Körper erlaubt, seinen eigenen Rhythmus zu finden.

Da die Menschen immer stärker das Bewußtsein für die

Beziehungen zwischen Lärm, Leistungsfähigkeit, Streß und Erkrankung in ihrem Beruf entwickeln, werden die Arbeitnehmer selbst dazu beitragen, die erforderlichen Veränderungen herbeizuführen. Durch die richtige Anwendung des Tones, durch ein System, das jedem persönlich die Wahl geeigneter Hintergrundmusik ermöglicht, und durch ruhiger laufende Maschinen wird eines Tages an unseren Arbeitsplätzen eine gesündere, glücklichere und produktivere Atmosphäre herrschen.

Wir freuen uns auf den Tag, wenn die Menschen bei Gesprächen über Lernprozesse oder Ganzheitsmedizin wie selbstverständlich ihre akustische Umwelt erwähnen und die Musik mit einbeziehen.

12. Kapitel

Klang-Prinzipien

Kompositionen zur Förderung der Gesundheit

Die Musiktherapeuten durchstöbern den Schatz der klassischen, sakralen, halbklassischen und populären Musik, um Kompositionen zu finden, die die Entspannung und den psychotherapeutischen Erfolg fördern. Es gibt zahlreiche geeignete Werke. Im allgemeinen handelt es sich dabei um Kompositionen, die in der Absicht entstanden sind, künstlerisch Anerkennung zu finden. Aufgrund unserer Erkenntnisse über die entspannende Wirkung der Musik und andere psychodynamische Effekte scheinen sich den Komponisten und Musikern neue Möglichkeiten zu eröffnen. Sie haben es jetzt in der Hand, sowohl durch die Komposition als auch durch die Interpretation die Gesundheit der Zuhörer zu beeinflußen.

Diese alternative Musikgattung, deren Entwicklung um 1970 begonnen hat, macht gegenwärtig dramatische Fortschritte. Das gilt für die Künstler ebenso wie für die Zuhörer. Es ist wahrscheinlich das erste Mal in unserer westlichen Kultur, daß zeitgenössische Komponisten ganz bewußt an einer Musik arbeiten, die Entspannungsreaktionen auslösen und den Heilungsprozeß beeinflußen kann. Komponisten wie Steven Halpern, Iasos, Georgia Kelly, Joel Andrews und andere bekennen sich zu der Verantwortung, Musik zu produzieren, die harmonisch, erhebend und ein reines Hörvergnügen ist.

Natürlich findet man diese Musik nicht gerade in der Hitliste der meistverkauften Schlager. Aber wie monoton wäre doch das Lied des Waldes, setzte es sich nur aus dem Gesang der zehn allgemein bekannten Vögel zusammen! In den USA haben Umfragen zum gegenwärtigen Lebensstil ergeben, daß sich 40 Millionen Amerikaner eine bessere Gesundheit und mehr Entspannung wünschen.

Selbstverständlich gibt es bei dieser neuen Musik ebenso Qualitätsunterschiede wie bei jeder anderen Art von Musik. Dennoch ist es bemerkenswert, wie sich die neue Richtung sozusagen in einem Quantensprung über die traditionellen, vorwiegend an der kommerziellen Musikindustrie orientierten Werte hinwegsetzt.

Das Prinzip wohltätiger Klänge

Das Prinzip der gesundheitsfördernden Klänge beruht darauf, daß unser Körper sehr wohl zwischen Klängen, die ihm wohltun und schädlichen Klängen zu unterscheiden vermag. Dieses Prinzip bleibt unter fast allen Umständen wirksam. Selbst wenn unsere Ohren vollkommen blockiert sind, reagiert der Körper noch auf den Schall. Der Mensch kann durch Musik gestärkt oder geschwächt werden, ob er die Töne hört oder nicht.

Auch wenn in unserem Kopf und in unseren Gefühlen durch bestimmte Klänge Freude und Begeisterung ausgelöst wird, wie das bei jedem uns bekannten Lied der Fall sein kann, ist es möglich, daß dieser Klang der Gesundheit schadet. Dagegen empfindet man manchmal bei einem bestimmten Musikstück nichts als Langeweile, und dennoch sind gerade diese Klänge Nahrung für den Körper. Ein anderes Mal kann Musik, die im Hintergrund ertönt, wie eine intravenöse Nahrungszufuhr wirken. Man wird ernährt und gekräftigt, ohne daß der Kopf, die Gefühle oder die bewußte Aufmerksamkeit davon berührt werden.

Das Wesentliche ist, daß wir uns nicht immer nur mit den schädlichen Auswirkungen des Lärms beschäftigen, sondern uns stärker auf das weite Feld der vielfältigen Möglichkeiten konzentrieren, unserem Körper und unserem Geist durch bestimmte Klänge eine wirksame Hilfe zu geben. Unser Ziel muß es sein, den Menschen (und dazu gehören auch die Komponisten und Interpreten) diese Tatsache immer wieder bewußt zu machen.

Wenn wir von gesundheitsfördernden Klängen umgeben sind, werden wir gestärkt und mit Energie erfüllt und finden das innere Gleichgewicht wieder. Die richtige Musik kann wesentlich zum allgemeinen Gesundheitszustand und Wohlbefinden beitragen. Wir alle könnten mehr vom Leben haben, wenn wir der Musik mehr Beachtung schenkten. Musik, die nährend wirkt, ist bei vielen verschiedenen Musikformen zu finden. Das Geheimnis besteht darin, daß wir genau darauf achten, was beim Hören mit uns geschieht.

Neue Kriterien für die Bewertung der Musik

Es ist wichtig zu erkennen, was diese Neuorientierung bedeutet, denn es ist sehr gut möglich, daß wir Zeuge der Entwicklung eines neuen ästhetischen Prinzips in der Musik sind. Wenn wir darüber nachdenken, wie und warum Komponisten gerade auf ihre eigene, unverwechselbare Weise komponieren, müssen wir mit in Betracht ziehen, daß der Komponist sehr oft auch von den Geräuschen und von der Kultur seiner Zeit beeinflußt wird. Im 18. Jahrhundert reisten die Komponisten aller Länder in der Pferdekutsche. Es überrascht also nicht, daß auch der Rhythmus ihrer Musik an das Klipp-Klapp der Hufe erinnert. Im zwanzigsten Jahrhundert reist der Komponist mit dem Auto oder mit dem Flugzeug, also ist es kaum erstaunlich, daß man in seiner Musik Effekte findet, die an das Dröhnen der Flugzeuge und andere industrielle Geräusche erinnern.

Einen ähnlich starken Einfluß hatte die Eisenbahn auf die Entwicklung der Rhythmen und Harmonien des Jazz. Der

Rhythmus des Zuges, der über die Gleise rattert, spiegelt sich oft in den Trommelschlägen. Das Heulen der Dampfpfeife vorüberfahrender Züge, eine Auswirkung des Doppler-Effekts, hat seinen Niederschlag im Übergang von kleinen zu großen Terzen beim Blues gefunden. Man bemühte sich vor allen Dingen um die Ausdruckskraft der Musik und dachte kaum daran, daß sie der Entspannung dienen sollte.

Traditionelle Maßstäbe zur Beurteilung der Musik waren bis jetzt die Kriterien der Theorie und Technik. Die Interpreten wurden im allgemeinen nach ihrer technischen Virtuosität eingeschätzt. Bei Kompositionen wurde die Struktur und Form analytisch untersucht. Außerdem wurden sie danach beurteilt, ob sie dem Publikumsgeschmack und der vorherrschenden Mode entsprachen. Vom Gesichtspunkt der Gesundheit aus muß aber vor allem darauf Wert gelegt werden, ob ein bestimmtes Musikstück das »menschliche Instrument« zu stimmen vermag oder nicht. Die Frage lautet nicht: »Ist es unterhaltsam?«, sondern: »Ist es gesund?«

Wir sind weniger an großartigen Bravourstücken und technischen Meisterleistungen interessiert, als daran, welches Gefühl zurückbleibt, wenn die Musik zu Ende ist. Es soll nicht heißen: »Fördert die Musik den analytischen Verstand?«, sondern: »Fördert sie die Entstehung von Alpha- und Theta-Wellen im Gehirn und den Ausgleich und die Phasen-Kohärenz zwischen rechter und linker Hemisphäre?« Die vielleicht wichtigste Frage, die immer mitschwingt, muß lauten: »Wurde dieses Stück mit Liebe aufgenommen?«

Das Prinzip der Interpretation

Haben Sie schon einmal bemerkt, daß man drei verschiedene Aufnahmen von Pachelbels *Kanon in D* anhören kann und daraufhin drei unterschiedliche physiologische und emotionale Reaktionen möglich sind? Bei jeder Aufnahme spielen die

Musiker genau die gleichen Noten. Worin besteht also der Unterschied? Liegt es am Tempo? An der Aufnahmequalität? Oder an der künstlerischen Gestaltung der Plattenhülle?

Dr. John Diamond hat mit wissenschaftlichen Methoden mehrere Gruppen von Testpersonen beim Anhören verschiedener Versionen des Anfangs des dritten Satzes von Beethovens neunter Sinfonie untersucht. Obgleich Diamond also in der Lage ist, durch exakte Messungen festzustellen, ob die Hörer durch eine bestimmte Aufnahme stärker mit Energie versorgt werden als durch eine andere, hat er gelernt, die unterschiedlichen Reaktionen einer Gruppe auch mit Hilfe einer Technik zu beobachten, die er *Respiratory Energy Spontaneous Pulse* (RESP), das spontane Pulsieren der Atmungsenergie, nennt.

»Wenn ich eine Aufnahme von Beethovens Neunter unter Furtwängler spiele, ist fast innerhalb von Sekunden zu sehen, daß die ganze Gruppe synchron atmet, ihre Brust scheint sich unisono zu bewegen.« Zu diesem einheitlichen Atemrhythmus kommt es nur, wenn eine von Diamond als »high energy performance« bezeichnete Aufnahme erklingt, wenn also durch diese Interpretation des Werkes Energie der höchsten Ebene freigesetzt wird. Andere Aufnahmen des gleichen Musikstücks rufen nicht die Reaktion der synchronen Atmung hervor.

In diesen anderen Fällen scheint dem Dirigenten zu fehlen, was Manfred Clynes in dem Buch *Sentics: the Touch of Emotions* den »inneren Puls« nennt. Dabei handelt es sich um eine empathische Verbindung zu dem einem Stück innewohnenden Tempo und Takt, wie sie vom Komponisten dieser Musik empfunden wurden. Es ist, als ob die Musik selbst, die Komposition, ihren eigenen wahren inneren Puls besitzt. Wenn der Dirigent und die Musiker die Verbindung zu diesem inneren Takt finden, kann die von ihnen vorgetragene Musik die höchste Energie in den Zuhörern erzeugen. Dr. Diamond behauptet, daß es mit den Testmethoden der Behavioralen Kinesiologie möglich ist, festzustellen, ob ein Dirigent oder Solist diesen »inneren

Puls« getroffen hat, ja sogar zu erkennen, wenn er während der Aufführung verlorengeht.

Musik ist eine Trägerwelle für Bewußtsein

Wenn also ein bestimmtes Musikstück seiner inneren Natur nach die Kraft besitzt, uns mit Energie zu erfüllen und ausgleichend zu wirken, kann dieses Potential durch einen Dirigenten oder Interpreten, der unter persönlichem Streß steht, von schmerzlichen oder destruktiven Emotionen erfüllt ist oder den Kontakt zum »inneren Puls« der Komposition verloren hat, geschwächt werden oder ganz verlorengehen. Wir lernen daraus: Wenn Sie beabsichtigen, ein Musikstück für Ihre eigene Gesundheit zu nutzen, sollten Sie darauf achten, ob diese bestimmte Aufnahme die Fähigkeit besitzt, Energie, Harmonie und Ausgeglichenheit in Ihnen zu wecken.

Das ist mit einem kleinen Test leicht nachzuprüfen: Nehmen Sie eine entspannte Position ein und beobachten Sie Ihren Atem, während Sie der Musik zuhören. Atmen Sie flach und unregelmäßig, entsteht wahrscheinlich keine rhythmische Übereinstimmung. Hat es den Anschein, daß Sie tiefer und regelmäßiger atmen, besteht die Wahrscheinlichkeit, daß diese Aufnahme in Resonanz mit dem inneren Takt Ihres Körpers steht.

Das Prinzip von Musik und Energie

Musik und Ton können als Energiequelle genutzt werden. Sie bieten auch die Möglichkeit, mangelnde Ausgewogenheit der Kräfte in Körper und Geist zu korrigieren. Dieses akustische Prinzip wurde bereits im ersten Teil des Buches behandelt. Es genügt an dieser Stelle eine kurze Zusammenfassung über die enge Beziehung zwischen Musik und Energie.

Wir haben gesehen, daß die Musik es anscheinend ermöglicht, die fundamentale Lebensenergie zu aktivieren, emotionale Kräfte zu wecken, die Streßanfälligkeit zu verringern, die Heilung zu beschleunigen und die Aktivitäten der rechten und linken Hemisphäre des Gehirns auszugleichen. Musik, besonders wenn sie von bildhaften Vorstellungen begleitet ist, kann helfen, die Schmerzschwelle heraufzusetzen. Das ist wichtig für Patienten mit chronischen Schmerzen, aber auch für manche Patienten im letzten, schmerzhaftesten Stadium einer Krebserkrankung. Die Musik scheint als eine Art Schmerz- und Betäubungsmittel zu wirken.

Auf psychischem Gebiet übt manche Musik offenbar eine therapeutische Wirkung auf unsere Beziehung zu uns selbst, zu anderen und sogar zur ganzen Welt aus. Wir sind nicht sicher, auf welche Weise solche Veränderungen herbeigeführt werden. Musik scheint uns die Kraft zur Veränderung negativer Einstellungen zu geben. Der Psychiater John Diamond betont die einzigartige therapeutische Funktion der Musik: »Mit richtig eingesetzter Musik ist es möglich, in Minuten Erfolge zu erzielen, für die man sonst in der Psychotherapie vielleicht Jahre braucht.« Das heißt nicht, daß jede Musik das Heilmittel für alle Menschen und für alle psychischen Erkrankungen ist. Wenn das zuträfe, dann brauchte man ja nur frühmorgens in allen Nervenkliniken und anderen psychiatrischen Einrichtungen Musik zu übertragen, damit bis zum Mittag alle Patienten geheilt wären.

Es ist wichtig zu betonen, daß wir immer noch am Anfang stehen und die ganze Spannweite der therapeutischen Wirkungen der Musik noch gar nicht erfaßt haben. Einige Grundfragen sind geklärt, aber es ist noch ein weiter Weg, bis wir die Kräfte der Musik und des Tones beherrschen. Auf dem großen Feld der Psychotherapie bleibt die Musik eine praktisch ungenutzte Quelle. Wir können aber schon heute sagen, daß uns allen Ton und Musik als potentiell heilende und energiespendende Kräfte zur Verfügung stehen.

Das Prinzip vom Bewußtsein und der Veränderung

Indem man sich einer Sache bewußt wird, kann man eine Veränderung bewirken. Nur der Geschäftsmann, der eine günstige Gelegenheit überhaupt erkennt, kann sie zu seinem Vorteil nutzen. Nur wer sich einer schädlichen Einstellung oder Verhaltensweise bewußt wird, kann anfangen, sie zu ändern. Entwicklung, Veränderung und Vervollkommnung geschieht, weil irgend jemand die Möglichkeit dazu bewußt wahrnimmt und die Initiative ergreift, sie herbeizuführen.

Zunehmende Bewußtheit ist im allgemeinen ein Zeichen von Gesundheit. Sie ist auch die unentbehrliche Voraussetzung für Selbsthilfe und ein bestimmendes Element der Selbstverantwortlichkeit. Aus diesem Grund sind alle Methoden und Prozesse, die der Bewußtseinserweiterung dienen, so wichtig. Unser Prinzip lautet: Musik und Ton können als Werkzeug des Bewußtseins gebraucht werden.

Wir benutzen die Bezeichnung »Bewußtsein« hier in sehr allgemeinem Sinn. Der Ausdruck bezieht sich auf das gesamte Spektrum der Wahrnehmung: Empfindungen der äußeren Sinne, Denken, Fühlen, Intuition, Erkenntnis und dergleichen. Außerdem bezeichnen wir als Bewußtseinsinhalt den gesamten uns subjektiv (bewußt und unbewußt) zugänglichen Bereich. Viele der folgenden Darstellungen dieses Prinzips verdanken wir Dr. Helen Bonny. Sie sind ihrem großen Vortrag vor der Amerikanischen Vereinigung für Musiktherapie aus dem Jahr 1983 entnommen. Dr. Bonny weist darauf hin, daß man durch Musik ein vergangenes Ereignis in ähnlicher Weise auf einer anderen Erfahrungsebene wieder lebendig werden lassen oder neu gestalten kann.

Es ist ein Axiom der Psychotherapie, daß ein Patient, der in der Kindheit eine notwendige Stufe seiner psychischen Entwicklung nicht abgeschlossen hat, also zum Beispiel die Abhängigkeit von der Mutter nicht überwinden konnte, dazu neigt, später immer wieder ähnliche Abhängigkeitsbeziehungen zu anderen Partnern herbeizuführen. Es ist, als wollte er dem Selbst noch einmal die Gelegenheit geben, den fehlenden Entwicklungsschritt zu vollziehen. Eine solche Beziehung stellt damit gleichzeitig noch einmal die ursprüngliche Beziehung zur Mutter dar. Solange das dem Patienten nicht zum Bewußtsein kommt und er das Problem Abhängigkeit nicht verarbeitet, wird sein Verhaltensmuster, abhängige Beziehungen einzugehen, wahrscheinlich fortdauern. Das heißt, wenn die gegenwärtige Beziehung erfolglos bleibt, wird er sich in eine neue Abhängigkeit begeben, und so fort.

In einer Sitzung mit Musik und gelenkter bildhafter Vorstellung kann die Phantasie eine ähnliche Abhängigkeitsbeziehung entstehen lassen, die in ihrer Grundstruktur die gesamte Entwicklung des Beziehungsmusters des Patienten holistisch sichtbar werden läßt: Vergangenheit, Gegenwart und Zukunft. Im allgemeinen fehlen dabei nicht einmal die affektiven Komponenten. Therapeut und Patient können nun therapeutisch mit dem imaginativen Material arbeiten. Da dieses Material gewöhnlich weit weniger bedrohlich empfunden wird als die Situation im realen Leben, ist der Patient eher offen für Einsicht und bewußte Wahrnehmung.

Assoziatives Erinnern

Unser Bewußtsein ist in seinen tieferen Schichten angefüllt mit unzähligen Bildern, die eine unendlich reiche Quelle für Problemlösungen und die Grundlage einer unermeßlichen geistigen Kreativität darstellen. Ein musikalischer Reiz ruft oft die »emotionalen Begleitumstände« zu diesem Bildmaterial hervor. Die von der Musik erzeugte Stimmungslage unterstützt den therapeutischen Prozeß, indem sie blockierte emotionale Bereiche der bewußten Aufmerksamkeit zum Zwecke der Katharsis und des Sebstverständnisses zugänglich macht.

Das durch Musik erleichterte assoziative Erinnern, darauf weist Juan Roederer bei seinen Ausführungen über Musik und Gehirnfunktion hin, ist weniger ein fotografisches Bild der ursprünglichen Szene, als eine hologische Darstellung, bei der »die Information über den Reizgegenstand auf den ganzen Bereich des Vorstellungsbildes übertragen wird.« So kann zum Beispiel beim assoziativen Erinnern das Originalgeschehen durch einen kleinen Teil des Ganzen hervorgerufen werden. Erklingen etwa die ersten vier Noten der Fünften Sinfonie von Beethoven, kann das im Gedächtnis des Musikkenners die Wiedergabe der ganzen Sinfonie auslösen.

Bei einer Therapie mit Musik können kleinste Teile und Bruchstücke bildhafter Vorstellungen und Affekte wie die ersten vier Töne der Beethoven-Sinfonie wirken und die Wiedergabe des gesamten Musters abhängiger Beziehungen in Gang setzen. Unter angemessenen Bedingungen wird Musikhören zu einem vielseitigen Werkzeug bei der Erforschung ungewöhnlicher Bewußtseinsebenen. So verschafft es beispielsweise Zutritt zu metaphorischen Erfahrungsformen. Musikhören kann auch genutzt werden, um Veränderungen auf über dem Normalbewußtsein liegenden Ebenen zu erleichtern. Der akustische Reiz kann die Phantasie aktivieren und visuelle, kinesthetische und andere Reaktionen hervorrufen.

Das Klang-Prinzip der Individualität

Die Grundlage des Musikhörens mit dem Ziel der Gesundheitsförderung ist die eigene »Verantwortungs-Fähigkeit«. Jeder hat selbst die Verantwortung dafür, sich einzustimmen auf den eigenen Geschmack, auf die eigenen Stimmungen und auf den Platz, den er im Moment in seinem eigenen biologischen Zyklus einnimmt. Hier lautet das Prinzip: Bei der akustischen Ernährung müssen die individuellen Bedürfnisse und der individuelle Geschmack berücksichtigt werden.

Welche Musik wirkt für Sie persönlich am besten?

Wir können es Ihnen nicht sagen. Das können nur sie selbst ganz allein für sich entdecken. Beginnen sie mit einigen der Kassetten oder Platten, die am Schluß des Buches aufgeführt sind.

Seien sie nicht enttäuscht, wenn Musik, die bei einem anderen Wunder gewirkt hat, bei Ihnen überhaupt nichts ausrichtet. Auch der umgekehrte Fall ist möglich. Es stimmt schon: »Was dem einen sin Uhl', ist dem andern sin Nachtigall«. Experimentieren Sie! Behalten Sie die Freude an der Musik. Letzten Endes müssen Sie selbst beurteilen, welche Musik Ihnen guttut. Das gilt zumindest noch in diesem Stadium der Forschungstätigkeit.

13. Kapitel

Konditionierung durch den Klang

Dimensionen der Konditionierung

Konditionierung ist ein auf die Verhaltensweise bezogener Lernprozeß, der zuerst Anfang dieses Jahrhunderts von dem russischen Physiologen I.P. Pawlow erforscht wurde. Fast jeder hat schon einmal von den Pawlowschen Hunden gehört, die so trainiert waren, daß das Ertönen einer Glocke den Speichelfluß anregte. Werden noch Belohnung (oder »Verstärker«, wie der Psychologe es nennt) und Bestrafung in den Konditionierungsprozeß eingeführt, kommen wir zu einer neuen Dimension. Die Konditionierung wird zum Bespiel für den Lern- und Erziehungsprozeß. Belohnungen in Form guter Noten und Anerkennung motivieren so manchen Schüler zu ausgezeichneten Leistungen in der Schule.

Die Konditionierung kann auf bewußter und unbewußter Ebene erfolgen. Belohnungen oder »Verstärker«, etwa Suggestionen von einem Menschen, den wir respektieren, fördern den Konditionierungsprozeß, selbst wenn diese Suggestionen kaum wahrnehmbar sind. Der Mensch ist auf jeder Ebene sehr empfänglich für Suggestionen. Die meisten von uns kennen verbale Suggestionen, die unser bewußtes Verhalten beeinflussen, indem sie uns etwa dazu veranlassen, ein bestimmtes Buch zu lesen, einen bestimmten Film anzusehen, ein bestimmtes Restaurant zu besuchen oder ein bestimmtes Auto zu kaufen. Suggestionen können uns aber auch auf tieferen Ebenen beeinflussen.

Zu Dr. O. Carl Simontons Behandlung der Krebspatienten

im Endstadium der Krankheit gehört ein Kassettenprogramm. Darauf gibt Dr. Simonton die Suggestion, daß die gesunden Zellen des Kranken die Krebszellen angreifen und zerstören. Diese Suggestionen scheinen zu wirken. Simontons Methode beruht auf der Theorie, daß jede Zelle des Körpers auf mentale Suggestion reagieren kann.

Mehr als bloße Entspannung

Mit der Konditionierung gehen wir über die reine Entspannungsreaktion hinaus und berühren die Selbstregulierungsmechanismen des Menschen. Bei verschiedenen Forschungsprojekten und in der klinischen Praxis (dazu gehört auch die von Dr. O. Carl Simonton unternommene Krebsforschung) wird Musik als Katalysator oder Träger eingesetzt, der die mentale Suggestion erleichtern soll.

Wie wir bereits erkannt haben, besitzen bestimmte Kompositionen eigene Inhalte bildhafter Vorstellungen. Andere Arten von Musik, etwa die »Anti-Frantic«-Kompositionen, haben diese Inhalte nicht. Diese »neutralen« Kompositionen scheinen es Körper und Geist zu ermöglichen, die Struktur der Gehirnwellen zu übernehmen. Dadurch ist der Zuhörer imstande, eigene bildhafte Vorstellungen zu entwickeln und die mentalen Selbstheilungskräfte zu nutzen.

Entsprechende Musik kann dem Menschen auch helfen, sich in eine Stimmung zu versetzen, die eine Heilbehandlung nach einer anderen Methode erleichtert. Wie Simonton gezeigt hat, erweisen sich oft Ton und Musik als eine überaus wertvolle Ergänzung der üblichen medizinischen Behandlung. Die richtige Musik kann auch bei solchen Patienten die Funktion der rechten Gehirnhälfte aktivieren und einen Fluß bildhafter Vorstellungen freisetzen, die normalerweise nicht die Gabe besitzen, aus sich selbst heraus oder als Reaktion auf eine gesprochene Anweisung bildhafte Vorstellungen zu entwickeln. Durch

Übung – und mit der richtigen Musik – kann fast jeder seine imaginativen Fähigkeiten fördern.

Große Schwierigkeiten bereitet es, die *richtige Musik* als Ergänzung zu anderen Heilmethoden zu finden. Braucht man Musik für Patienten, die visualisieren sollen, daß ihre gesunden Zellen die Krebszellen angreifen, erweist sich bei manchen Militärmusik als recht hilfreich. Andere bevorzugen dagegen eine eher besinnliche Musik. Es hat nicht den Anschein, als ob es eine bestimmte Aufnahme oder eine ganz bestimmte Art von Musik gibt, die für alle Menschen in allen Situationen gleich gut geeignet ist.

Es trifft aber zu, daß Musik die Behandlung zahlreicher Gesundheitsstörungen unterstützen kann. Simonton setzt Musik ein, um die mentale Suggestion bei der Krebsbehandlung zu intensivieren. Andere gebrauchen Musik und Suggestionen, um den Patienten zu helfen, ihre Selbstheilungskräfte bei Herzgefäßerkrankungen, Epilepsie und anderen schweren Leiden zu entwickeln.

Man war stets der Meinung, daß bestimmte autonome Körpersysteme, etwa Herz, Verdauungsprozeß, Immunsystem und vegetatives Nervensystem, nicht der Kontrolle des Bewußtseins unterliegen und deshalb nur auf eine Behandlung mit Medikamenten oder chemischen Substanzen ansprechen. Heute weiß man, daß diese Systeme auch durch mentale Suggestion und kreative bildhafte Vorstellungen zu beeinflussen sind. Die klinische Forschung hat bewiesen, daß mentale Suggestion und/oder Selbstkonditionierung nicht nur dazu gebraucht werden können, die Heilung erkrankter Körperregionen zu fördern, sondern daß sie auch zur Gesunderhaltung und Intensivierung einzusetzen sind.

Dabei geht man stillschweigend von der Annahme aus, daß Heilung und Entwicklung durch Energie bewirkt und daß Energie durch den Konditionierungsvorgang freigesetzt wird. Was die klinische Forschung über den Selbstregulierungsmechanismus demonstriert, ist nichts anderes als die alte Maxime, *daß der Gedanke der Energie vorausgeht.* Wenn man über ein ersehntes Ziel nachdenkt, wenn man es bildhaft oder affirmativ heraufbeschwört, scheint Energie in den Heilungsprozeß einzufließen, und das gewünschte Ergebnis stellt sich früher ein. Musik wird angewandt, um solche Gedanken, bildhafte Vorstellungen und Affirmationen leichter herbeizuführen.

Musik wird auch beim Vorgang der Selbstkonditionierung gebraucht, die auf die Korrektur ungesunder unbewußter Denkschemata zielt. Zu diesen unbewußten Denkmustern, die Kontrolle über das Leben eines Menschen gewinnen können, gehören beispielsweise »Ich bin dick, das liegt bei uns in der Familie«, »Ich bin arm und werde voraussichtlich immer arm bleiben«.

Wenn Sie denken, daß Sie dick sind und sich weiterhin selbst mit unbewußten Denkschemata konditionieren, um diese Vorstellung zu verstärken, dann erzeugen Sie damit wahrscheinlich genau die Energie, die Sie dick erhält. Dazu kommt dann das süchtige Eßverhalten, das zusätzlich dafür sorgt, daß das Übergewicht erhalten bleibt. Wer glaubt, arm zu sein und das für sein unabänderliches Schicksal hält, bei dem kann die Kraft dieser negativen Gedanken dazu beitragen, selbst genau die Umstände herbeizuführen, die diese Vorhersage erfüllen.

Ihre Gedanken können für oder gegen Sie arbeiten. Sie haben die Wahl.

Umprogrammierung unbewußter Schemata

Wenn Sie in sich bestimmte Bereiche erkannt haben, an denen Sie arbeiten möchten (etwa Ihr Idealgewicht zu erreichen oder besser zu lernen), besteht die Möglichkeit, Ihre Denkmuster so umzuprogrammieren, daß sie konstruktiv wirken. Vielleicht haben Sie aber auch das Ziel, Erkenntnisse und Einsichten zu gewinnen, um einen besseren Gesundheitszustand zu erreichen, indem sie dafür zuständige Einrichtungen (Gruppen, Seminare, Einzelbehandlung) in Anspruch nehmen. Wichtig ist immer, eine Beziehung herzustellen zu dem Ziel, an dem Sie arbeiten wollen. Haben Sie ihr Ziel gefunden, kann der folgende Hinweis nützlich sein.

Man kommt in diesem Prozeß leichter und schneller zu Ergebnissen, wenn man die unbewußten Schemata umprogrammiert, während man sich in einem veränderten Bewußtseinszustand befindet. Dazu kann man Methoden wie die Tiefenentspannung, Hypnose oder Selbsthypnose anwenden. Sie alle werden verstärkt, wenn man die entsprechende Musik als Katalysator einsetzt.

Die Umprogrammierung erfordert im allgemeinen viel Zeit und geduldige Wiederholung. Denkschemata, die bereits in der Kindheit entstanden sind und sich jahrzehntelang ausgewirkt haben, lassen sich nicht leicht aus ihrer Machtposition in unserem Leben vertreiben. Bei diesen Umprogrammierungstechniken ist oft die Anwendung von Kassetten wirksamer als die direkte Arbeit in einer Zweierbeziehung mit einem Therapeuten.

Allerdings ist nicht jeder psychisch in der Lage, selbst eine Umprogrammierung durchzuführen. Selbsthilfe dieser Art ist nicht jedermanns Sache. Wenn Sie irgendwelche Fragen oder Zweifel haben, sollten Sie professionelle Hilfe in Anspruch nehmen und Erkundigungen einziehen, ehe Sie damit beginnen.

Ein Kassettenprogramm kann niemals Ersatz für ärztliche Hilfe sein. Sollten Sie unter Anfällen oder einer anderen Nerven- oder Atemwegserkrankung leiden, müssen Sie Ihren Arzt um Rat fragen, ehe Sie solche Bänder verwenden. Falls Sie unter emotionalen oder geistigen Störungen leiden oder sich bereits einer psychotherapeutischen Behandlung unterziehen, konsultieren Sie Ihren Psychotherapeuten oder Arzt.

Für alle, die solche Kassetten verwenden können, bieten die

Bänder viele Vorteile. Sie sind wesentlich billiger als die Behandlung bei einem Therapeuten. Sie sind bequem, man braucht nicht extra eine Praxis aufzusuchen. Kassetten sind jederzeit verfügbar, man kann sie zu jeder Tages- und Nachtzeit abspielen, manche kann man sogar während des Schlafes laufen lassen. Bänder werden niemals überdrüssig, immer wieder die gleiche Botschaft zu wiederholen. Es sind heute schon zahlreiche Suggestionsprogramme lieferbar. Vielleicht ist die Kassette, die Sie brauchen, bereits auf dem Markt.

Aus Berichten von Kassettenbenutzern schließen wir, daß diese Methode für diesen Zweck mindestens ebenso wirksam ist wie die Arbeit mit einem anderen Menschen. Viele, die bereits mit einem Therapeuten arbeiten, empfinden es sogar als eine zusätzliche Bereicherung der Therapie, wenn sie außerdem noch Kassetten hören.

Musik zur Umprogrammierung unbewußter Denkschemata

Bänder, die die Umprogrammierung unbewußter unerwünschter Denkschemata fördern, sind oft durch Musik ergänzt. Das hilft, den Zuhörer in einen entspannten, ausgeglichenen Zustand zu versetzen. In diesem Zustand gesteigerter Aufnahmefähigkeit sind alle Teile des Gehirns empfänglich. Die Musik wirkt als *Trägerwelle*, die die umprogrammierende Botschaft direkt in die tieferen, unbewußten Schichten des Geistes bringt, wo die neuen Denkschemata schließlich verankert werden sollen.

Kassetten zur Umprogrammierung werden zumeist von Versandunternehmen vertrieben. Ein typisches Selbsthilfeband enthält die erwünschten Affirmationen und Suggestionen, eingebettet in ausgleichende, harmonische Musik, oder aber in weißes Rauschen oder Naturgeräusche. Manchmal sind die Worte deutlich hörbar, bei anderen Kassetten praktisch unhörbar.

Fertigen Sie eigene Bänder an

Manche wollen eigene Bänder zusammenstellen, die genau auf die besonderen Bedürfnisse zugeschnitten sind. Die folgenden Hinweise sollen Hilfestellung geben.

Manche Kompositionen sind für diesen Zweck besser geeignet als andere. Wenn Sie Ihre eigenen Bänder anfertigen, wählen Sie Musik, die sich für Sie persönlich als besonders wirksam erwiesen hat. Wenn Sie verbale Suggestionen damit verbinden, müssen Sie das richtige Gleichgewicht zwischen der Lautstärke der Worte und der Lautstärke der Musik finden. Die professionellen Hersteller solcher Bänder wenden manchmal genau soviel Zeit für diesen Vorgang auf wie für die Aufnahme der gesprochenen Suggestion.

Es gehört viel mehr dazu, ein solches unterschwellig wirksames Band zu produzieren, als bloß die entsprechenden Worte bei geringer Lautstärke zu rezitieren. Bei manchen der kommerziell angebotenen Bänder werden komplizierte Computertechniken eingesetzt, um die Worte mit den Akkorden und Melodien zu verbinden.

Welche Technik man auch anwendet, das Grundprinzip bleibt immer das gleiche: Das Unbewußte kann diese Suggestionen hören, aufnehmen, verarbeiten und darauf reagieren, auch wenn das Bewußtsein sie nicht hört. Wird eine solche unterschwellige Konditionierung ohne Wissen und ohne Einwilligung des Betreffenden vorgenommen, bedeutet sie eine Verletzung und einen Eingriff auf vielen Ebenen. Wenn Sie sich aber bewußt dafür entscheiden, sich das gegenwärtige Wissen über unterschwellige Konditionierung zunutze zu machen, trägt dieser Schritt dazu bei, alle Ihre positiven Kräfte zu mobilisieren.

Ein letzter Hinweis. Die urheberrechtlichen Bestimmungen erlauben es jedem, sich für den persönlichen Gebrauch ein Kassettenprogramm zusammenzustellen, das auch Musik von bereits vorliegenden Bändern und Platten enthält, die durch das Urheberrecht (Copyright) geschützt sind. Es verstößt jedoch gegen die Gesetze, wenn Sie von Ihrem Selbsthilfematerial, das solche Musik enthält, Kopien machen und sie an andere weiterverkaufen. Der Verkauf bedeutet eine Verletzung der urheberrechtlichen Bestimmungen. Wenn Sie der Meinung sind, daß Ihr Material besonders erfolgreich ist und Sie es daher auch anderen zugänglich machen wollen, wird es in vielen Fällen möglich sein, mit dem Musikverleger oder Interpreten der von Ihnen benutzten Aufnahme zu einer Einigung zu kommen.

Es wird immer populärer, psychologisch wirksame Musik zur Konditionierung einzusetzen. Es ist noch viel Forschungsarbeit nötig, um festzustellen, wie dieser Prozeß noch effektiver zu gestalten ist. Der Bereich einer Konditionierung durch den Ton verspricht ein starkes Werkzeug zu werden, das den Menschen zu einem reicheren Leben verhelfen kann. Auch die Sucht ist eine Form der Konditionierung. Wir wollen zunächst die Zusammenhänge zwischen Musik und Sucht am Beispiel des »klangsüchtigen« Verhaltens untersuchen.

Sucht nach bestimmten Klängen

Ist es möglich, daß man nach bestimmten Tönen, Geräuschen und Klängen süchtig werden kann, die eigentlich gesundheitsschädigend wirken? Das ist ganz sicher möglich. Man kann nach bestimmten Klängen und Rhythmen genauso süchtig werden wie nach Alkohol, Koffein, Schokolade, Nikotin oder nach dem Spiel. Wer nach einem bestimmten Stoff süchtig ist, merkt bald, daß er es nicht lange ohne ihn aushalten kann. Er braucht seinen »Schuß«. Es sieht so aus, als ob viele junge Menschen genau auf diese Weise süchtig nach Rock-Musik sind. Wenn sie längere Zeit ohne diese Musik auskommen müssen, scheinen Entziehungssymptome aufzutreten.

Leiter von Fitneßzentren berichten, daß ihre Kunden sich beklagen, wenn einmal die sonst übliche lautstarke Rock- oder Diskomusik während der Übungszeit nicht läuft. Dr. John Diamond, der Musikstücke auf ihre Eigenschaft untersucht hat, die Muskeln zu schwächen oder zu stärken, behauptet, daß bei den meisten Menschen die Muskeln schwächer werden, wenn Rock-Musik mit dem unterbrochenen anapästischen Takt gespielt wird.

Wie wir bereits in einem früheren Kapitel erwähnt haben, ist das die Bezeichnung für den üblichen Rock-Rhythmus. Dieser Takt (Kurz-Kurz-Lang-Pause) wurde zum erstenmal in den sechziger Jahren populär. Heute hört man ihn sehr oft in der Pop- und Rock-Musik. Das Ungesunde an diesem Rhythmus ist, daß er dem natürlichen Herzschlag und dem rhythmischen Pulsieren der Arterien genau entgegenwirkt. Der äußere Stimulus des Trommelns überwältigt den inneren Körperrhythmus. Dadurch geraten Herz und Körper in Verwirrung und werden geschwächt.

»Switching«

Nach Dr. Diamond kommt es beim Anhören des schwächenden Taktes zu einem Phänomen, das er als »Switching« bezeichnet. Es bedeutet, das die symmetrische Funktion der beiden Gehirnhälften (Hemisphären) verlorengeht. Damit entsteht eine Reihe von Problemen. »Switching« führt zu fast unmerklichen Veränderungen der Wahrnehmung und anderen Streßmerkmalen wie etwa Leistungsminderung, Hyperaktivität, Ruhelosigkeit, vermehrte Fehlleistungen, allgemeine Unfähigkeit und herabgesetzte Entscheidungsfähigkeit.

Wer wiederholt diesem offensichtlich süchtig machenden Rock-Rhythmus ausgesetzt war, wird ihn schließlich immer wieder suchen. Man vermißt ihn, wenn er einmal nicht da ist. Dr. Diamond ist der Meinung: »Es scheint, daß das dadurch ausgelöste ›Switching‹ vom anormalen physiologischen Zustand zum Normalzustand geworden ist.«

Konnte das »Switching« durch ständiges Anhören und häufiges Tanzen erst einmal Wurzeln fassen, ist ein ersthaftes Problem entstanden. Wenn der Mensch normalerweise den unterbrochenen anapästischen Takt hört, werden im Test alle Indikator-Muskeln schwach. Testet man aber jemanden nach dem »Switching«, tritt oft das Gegenteil ein. Der Betreffende reagiert mit *starken* Muskeln auf den anapästischen Takt und mit *Muskelschwäche* auf die gesunde Musik. In Diamonds Worten heißt das: »Der Körper scheint nicht länger unterscheiden zu können, was gut und was schädlich für ihn ist. In der Tat zieht der Körper dann das Destruktive dem Therapeutischen vor.«

Eine Herabsetzung der Lautstärke hat keine Wirkung auf den »Switching«-Effekt. Das Phänomen tritt auch bei geringer Lautstärke auf. Das ist ein bezeichnender Hinweis auf die Art und Weise, wie eine Sucht auf akustischem Gebiet sich auswirkt. Im Gegensatz zur Rock-Musik macht Lärm nicht süchtig. Obgleich sich auch hier die Muskeln beim Test schwach zeigen, wenn der Lärmpegel über 80 Dezibel steigt, wird der Indikatormuskel wieder stark, sobald der Lärm nachläßt, erklärt Diamond.

Die Überwindung des »Switching«

Ist es möglich, das »Switching« wieder rückgängig zu machen? Ja. Wir kennen mindestens zwei Möglichkeiten.

Eine uralte und sehr wirksame Methode besteht darin, einige Zeit im Freien zu verbringen. Treten Sie in Verbindung mit den Düften und Tönen der Natur, sei es im Wald, an einem Bach, am Strand. Wie jede Lebensform auf der Erde ist auch der Mensch ein lebendes Biosystem. Wir werden elektromagnetisch eingestimmt auf die Resonanzfrequenzen unseres Planeten.

Alle alten Religionen haben die Beziehung zur Natur und die Einstimmung mit der Erde gefördert. Durch die Mittel der modernen Physik wird die Wirkung bestätigt. Dieser Vorgang ist vergleichbar mit einer Koppelung des menschlichen Körpers mit den elektromagnetischen Energiefeldern der Erde. Die Einstimmung auf die Natur und die Kräfte der Erde ist eine wirksame Methode zur Überwindung des »Switching«.

Eine andere Möglichkeit wäre es, die akustische »Diät« zu wechseln und Musik zu hören, die symmetrische Reaktionen in beiden Gehirnhälften hervorruft. Dafür stehen Werke aus der klassischen und neuen Musik zur Verfügung. Vom Gesichtspunkt der akustischen Gesundheit ist gute Musik, wie wir sie begreifen, immer zugleich auch heilsam.

In früheren Zeiten diente die Musik vor allem der Magie, dem Zeremoniell und der Heilung. Es ist interessant, daß wir mitten im Zeitalter des Computers eine »Rückkehr zu den Wurzeln« erleben. Eine Warnung: Selbst gute Musik wird wahrscheinlich die Muskeln schwächen und auf diese Weise antitherapeutisch wirken, wenn sie mit einer Lautstärke gespielt wird, die Klangverzerrungen hervorruft.

Allen diesen Forschungen liegen die Fragen zugrunde: Was ist gute Musik? Wie findet man die richtige Musik für die eigenen Bedürfnisse? Wie kann man erkennen, was heilsam, lebenserhaltend und gesund ist?

Musik, die zur Förderung des Heilungsprozesses komponiert wurde

Die Bewegung, die sich für eine gesunde akustische Umwelt einsetzt, befindet sich heute auf der gleichen Stufe, auf der sich die Bestrebungen für eine gesunde Ernährung und die Nichtraucherbewegung vor etwa zehn Jahren befanden.

Anfang der siebziger Jahre waren die meisten Nahrungsmittel in den Regalen der Supermärkte chemisch behandelt, künstlich gefärbt, mit künstlichen Geschmackszusätzen versehen und mit Konservierungsstoffen versetzt. Im Gegensatz dazu bieten heute viele Geschäfte der großen Lebensmittelketten in allen Abteilungen auch gesunde Nahrungsmittel an. Wir können jetzt ohne weiteres Bohnensprossen und Gesundheitskresse, Joghurt und Kräutertees, kaltgepreßte Öle, Salate und Gemüse in Dosen und Gläsern ohne Konservierungsstoffe kaufen. Viele Getränkehersteller werben mit dem Hinweis, daß ihre Limonaden keinen Zucker, kein Koffein, keine Konservierungsstoffe und keine künstlichen Farbzusätze enthalten.

Das deutet auf eine starke Veränderung im Bewußtsein der Konsumenten und auf eine neue Einstellung zur Gesundheit hin. Es beweist aber auch eine veränderte Mentalität der Nahrungsmittelhersteller und zeigt ihre Bereitschaft, auch gesunde neben den chemisch behandelten Nahrungsmitteln anzubieten.

Bis jetzt entspricht vieles, was in der Öffentlichkeit und über den Äther verbreitet wird, minderwertiger Nahrung. Denken Sie nur an die künstlichen Töne der Musikkonserven oder an die glatten Klänge mancher Pop-Aufnahmen! Im Grunde ist der sogenannte »Punk Rock«, »Heavy Metal« und die »New Wave«-Bewegung ein Protest gegen das Gekünstelte weiter Bereiche der zeitgenössischen Musikindustrie.

Die Analogie zwischen Nahrung und Klang setzt sich fort, wenn wir sehen, daß in beiden Fällen die Hersteller wesentlich stärker daran interessiert sind, Produkte anzubieten, mit denen sie Gewinn machen, als Erzeugnisse auf den Markt zu bringen, die der Gesundheit des Verbrauchers dienen. Wie vor einem Jahrzehnt noch kaum ein größerer Nahrungsmittelproduzent (mit Ausnahme der Firmen, die die Reformhäuser belieferten) daran dachte, »gesunde« Nahrung für gesundheitsbewußte Menschen herzustellen, so gibt es heute noch keinen größeren Musikproduzenten, der Musik für die Hörer liefert, die sich um ihre Gesundheit sorgen.

Nur ganz wenige Komponisten und Interpreten bringen Musik, die eigens dazu bestimmt ist, die Gesundheit der Zuhörer zu fördern. Natürlich sind erst wenige Musiker ausgebildet, die therapeutischen Aspekte der Komposition und Interpretation zu berücksichtigen. Wahrscheinlich haben die meisten auch gar kein Interesse daran. Aber ihre Zahl wächst ständig.

Die neue Art von Musik wird unter verschiedenen Bezeichnungen angeboten. Sie nennt sich etwa *New Age Music*, »*Antifrantic*«-Musik, *Alternative Musik*, *Mental Music* usw. Sie hat vor allem das Ziel, den Körper, Geist und Seele des Zuhörers zu erheben.

Musik, die der Gesundheit dient

Was soll man in unserer Zeit tun, da wir auf der einen Seite so vielen destruktiven Tönen, so großem Lärm ausgesetzt sind, und uns auf der anderen Seite ein Potential gesundheitsfördernder Musik zur Verfügung steht? Ich habe schon vor Jahren festgestellt, daß es möglich ist, die wissenschaftliche Lösung dieser Frage zu ergänzen, indem ich die Frage an meinen Körper weitergab: »Welche Art von Musik möchtest du hören, um den größtmöglichen Grad der Übereinstimmung und der akustischen Gesundheit zu erreichen?«

Im Jahre 1969, als ich sehr enttäuscht war von der so spärlich vorhandenen Literatur und dennoch etwas brauchte, das sowohl juristisch einwandfrei sein mußte, aber auch nicht suchterzeugend wirken und nicht zu teuer sein durfte, begann ich selbst, eine neue Art von Musik zu schaffen. Ich wußte im Innersten meines Herzens, daß ich keine andere Wahl hatte, als mein Leben der Erforschung und Komposition einer Musik zu widmen, die der Gesundheit und der Heilung dient. Nach sechs Jahren intensiver Forschungsarbeit veröffentlichte ich Anfang 1975 meine erste Aufnahme.

Während für viele Hörer meine neue, gesunde Musik einen

»frischen Wind in die Musikszene« brachte, wurde sie von anderen mit einer Mischung aus Zweifel, Spott und Gleichgültigkeit aufgenommen. Weder die Medien noch die Musikindustrie war an Musik interessiert, die der Gesundheit dient. Dort galten ganz andere Fragen: »Gibt es eine Single-Platte? Ist sie in den Hit-Listen? Wird sie ein Schlager?«

Den Präsidenten der *Columbia Records' Special Products Division* sowie den leitenden Herren anderer großer Schallplatten-Firmen gefiel meine Musik; sie erkannten ihren Wert, aber sie sagten mir ganz offen: »Sie wird kein kommerzieller Erfolg.« Sie rieten mir dazu, die Platte selbst zu produzieren und auf den Markt zu bringen. »Erzielen Sie erst einmal einen Verkaufserfolg«, sagten sie mir, »ehe Sie sich wieder an uns wenden. Sehen Sie selbst, ob die Leute diese Musik kaufen.«

Das übrige ist bekannt. Die Zeit war reif für diese Idee. Als ich anfing, waren die Reformhäuser und Buchläden die einzigen, die ich dafür gewinnen konnte, meine Platten zu führen, die damals überhaupt die ersten ihrer Art waren. Außerdem bot ich sie bei Konzerten und im Direktversand an. Angespornt von meinem Erfolg, durch den ich das Neuland erschloß, hat inzwischen eine Anzahl anderer unabhängiger Künstler eigene Aufnahmen mit sanfter, erhebender Musik produziert und vertrieben. In letzter Zeit beginnen auch die großen Plattengeschäfte und andere Unternehmen, eine repräsentative Auswahl dieser neuen Musik anzubieten. Die Verkaufszahlen stellen für sie eine Überraschung dar.

Schon an den Titeln kann man die unterschiedliche Orientierung dieser neuen Musik im Gegensatz zur Pop-Musik ablesen. In der Liste der *Top Forty*, der vierzig meistverkauften Platten, lesen wir »Love to Love You, Baby«, »Let's Get It On« oder »I Want to Do Something Freaky to You«. Bei der New Age-Musik gibt es Titel wie »Invocation«, »Transition«, »Starborn Suite«, »Abendstimmung«, »Morgendämmerung«, »Paradies« oder »Heilender Wind«.

Die Struktur der Musik

Die meisten Kompositionen beruhen auf dem Prinzip der zyklischen Wiederholung von Spannung und Entspannung. Psychologisches Ziel der strukturellen Form solcher Kompositionen ist es, ein Gefühl der Erwartung zu erzeugen, dem ein Gefühl der Entspannung folgt.

Strukturell erhalten diese Kompositionen ihre stärkste emotionale Wirkung durch Konditionierung. Sie erzeugen Spannung und halten sie aufrecht. Solange der Hörer im Geist damit beschäftigt ist, auf die Auflösung der Spannung zu warten, kommt er nicht wirklich zur Ruhe. Diese »antizipatorische Reaktion« ist in den meisten Werken der klassischen und populären Musik die Grundlage der musikalischen Struktur.

Diese Musik scheint nicht besonders günstig auf die natürlichen Entspannungsmechanismen einzuwirken, die sich im Laufe der Zeit in Körper und Geist jedes Gesunden gebildet haben. Während diese auf dem Prinzip Spannung/Entspannung beruhende Musik für das analytische Denken sehr interessant sein mag und auch anregend auf die Emotionen oder die Erzeugung dramatischer bildhafter Vorstellungen einwirkt, die der Musiktherapeut bei der Psychotherapie einsetzen kann, ist sie von ihrer Struktur her nicht dazu geeignet, den Menschen von Spannung und Streß zu befreien.

Es ist vielleicht wichtig, an dieser Stelle zu betonen, daß wir keineswegs die Absicht haben, die Formen der Musik herabzusetzen, die nicht die Kriterien zur Förderung der Entspannung erfüllen. Davon sind wir weit entfernt. Wir empfehlen, die unterschiedlichste Musik zu hören und sich daran zu erfreuen: Klassik, Folksongs, Popmusik, Jazz usw. Das tun wir selbst auch. Wir sind aber der Meinung, daß jeder nur das hören sollte, was er wirklich hören will, und zwar wann und wie laut er möchte.

Wenn Sie sich jedoch tief entspannen und durch den Klang

erfrischt werden wollen, wenn Sie im Klang baden wollen, dann brauchen Sie zu diesem Zweck auch die angemessene Musik. Aufnahmen, die eine emotionale Spannung aufbauen, Erregung oder das Bedürfnis hervorrufen, zu tanzen und zu singen, sind nicht gerade das Richtige.

Eine neue musikalische Form

Die Welt der Musik hat mehr zu bieten als das, was man in der ethnozentrisch ausgerichteten Musik Westeuropas der letzten Jahrhunderte finden kann. Leider sind wir kulturell so konditioniert, daß wir Musik nur noch nach genau festgelegten Richtlinien komponieren und ebenso darauf reagieren. Wir vergessen oft, daß es noch viele andere Möglichkeiten des Komponierens und Reagierens gibt.

Im Verlauf der Geschichte haben manche Komponisten versucht, den Bereich der Musik zu erweitern. Es ist typisch, daß ihre Ansätze anfangs immer mißverstanden wurden. Erst im Laufe der Zeit und infolge einer veränderten historischen Perspektive akzeptierte man die Werke revolutionärer Komponisten wie etwa Beethoven und Strawinsky. Die zeitgenössischen Kritiker verstanden die von ihnen geschaffenen neuen Formen noch nicht.

Diese Tradition setzen die Kritiker in den Medien und Akademien unserer Zeit fort. Auch hier besteht die Tendenz, die Formen der »New Age«-Musik nicht zu verstehen. Glücklicherweise gibt es aber immer wieder Wissenschaftler, Mediziner und Tausende von Zuhörern, die dieses Verständnis aufbringen. Sie begreifen, warum die modernen Kompositionen mehr daran interessiert sind, das »menschliche Instrument« zum Bestandteil des Orchesters zu machen, als für die Standard-Orchesterbesetzung zu komponieren oder Gelegenheit zu schaffen, daß ein Interpret seine erstaunliche Fingerfertigkeit zur Schau stellen kann.

Viele meiner eigenen Kompositionen beruhen nicht auf den herkömmlichen Grundlagen der westlichen Musik. In der Serie »Anti-Frantic Alternative« beispielsweise ist keine Melodie zu finden, die man mitsummen könnte, kein eingängiger Rhythmus, keine erkennbaren harmonischen Sequenzen. Gerade darauf beruht ihre Wirkung.

Hätte diese Musik alle üblichen Merkmale der Voraussehbarkeit und Tonalität, die sonst die Musik besitzt, würde sie in den gleichen Fehler verfallen und im Hörer Emotionen auslösen, seine Atmung und seinen Herzschlag beeinflussen. Mein persönliches Ziel als Komponist ist es immer gewesen, mit meiner Musik anderen zu helfen, sie aufzurichten und zu ihrer Harmonisierung beizutragen.

Die Absicht dieser Musik besteht darin, Körper und Geist des Zuhörers selbst die Reaktionsweise wählen zu lassen und ihnen Gelegenheit zu geben, sich auf einer höheren Wirkungsebene zu entfalten. Obgleich diese Musik nicht das ist, was man im allgemeinen »klassische Musik« nennt, so kann man ihre historischen Vorgänger in der Kammermusik der europäischen Königs- und Fürstenhöfe des achtzehnten und neunzehnten Jahrhunderts oder in der zeremoniellen und meditativen höfischen Musik des alten China und Japan sehen. Vielleicht wird sie die klassische Musik des New Age, des Neuen Zeitalters. Wenn dabei auch häufig das Mittel der Improvisation eingesetzt wird, handelt es sich nicht um Jazz. Ein scharfer Gegensatz besteht zu der typischen Konservenmusik, die man im Fahrstuhl oder im Warenhaus hört.

Es wird immer wieder von Fällen berichtet, in denen diese Musik geholfen hat, mehr Frieden und Harmonie in ein Haus oder Unternehmen zu bringen, als es kommerzieller Musik je möglich gewesen wäre. So spielte man sie im Rahmen eines Experiments im hektischen Bürobetrieb und bei Ärzten im Wartezimmer. Es zeigte sich, daß der Spannungspegel in den Räumen innerhalb von Minuten wahrnehmbar sank.

201

Wunderbar, nicht wahr? Die gleichen akustischen Mechanismen, auf denen die Umweltverschmutzung durch Lärm beruht, die unsere innere Harmonie nachhaltig stört, können genutzt werden, um unser biologisches Naturrecht auf akustische Gesundheit durchzusetzen.

Schall und geistige Gesundheit

Wenn es Ihnen gelingt, besser darauf zu achten, wie Ihr »menschliches Instrument« auf verschiedene Musikstücke reagiert, werden Sie erkennen, ob eine bestimmte Musik in Harmonie mit den lebensfördernden Klängen steht, die Sie in diesem Augenblick brauchen. Immer mehr Autoritäten, wie etwa Dr. Herbert Benson von der *Harvard Medical School*, fordern uns auf, besser für Entspannung in unserem Leben zu sorgen. Sie weisen darauf hin, daß es notwendig ist, uns selbst eine Oase des Friedens und der Harmonie inmitten der Hektik des modernen Lebens zu schaffen. Indem wir uns selbst mit Hilfe einer gesunden Klang-»Diät« konditionieren (sozusagen Schallwellen als Vitamine), können wir unser Leben nicht nur um Jahre verlängern, sondern diese Jahre auch mit mehr Leben erfüllen.

Zusammenfassend ist zu sagen, daß das Anhören schöner Musik zu den einfachsten Entspannungstechniken gehört, die uns zur Verfügung stehen. Da jedoch Musik meist nicht speziell zum Zweck der Entspannung komponiert worden ist, kann ein großer Teil der Musik unser Bedürfnis in dieser Beziehung nicht befriedigen.

Wir brauchen eine Musik, die die »menschliche Harmonik« berücksichtigt, eine Musik, die auf biologischer und psychologischer Ebene auf die inneren Codes des menschlichen Instruments einwirkt.

14. Kapitel

Ton und Ganzwerdung

Die Musik und die Ganzheit

»Mein Ziel ist es, Musik für alle Menschen zu schaffen,« schrieb
der Komponist Alan Howhaness, »eine Musik, die schön und
heilsam ist. Ich will versuchen, wie die alten chinesischen Maler
spirituelle Resonanz von Melodie und Klang hervorzurufen.« In
diesem Teil des Buches untersuchen wir die Einflüsse von Ton
und Musik auf die Seele des Menschen, auf den spirituellen
Bereich.

Die Musik kann zur holistischen Erfahrung werden. Sie ist
im Grunde ihres Wesens etwas Gesundes, Vitales, Heilsames
und Heiliges. Daher besteht nicht nur eine enge Beziehung
zwischen akustischer Gesundheit und einem gesunden Geist
und einem gesunden Körper, sondern auch zur Seele.

Es ist interessant, daß das alte angelsächsische Wort hāl die
Wurzel der vier heute gebräuchlichen englischen Wörter *hale*
oder *healthy* (= gesund), *heal* (= heilen), *whole* (= ganz) und
holy (= heilig) ist. Auch im Deutschen ist dieser Zusammenhang noch erkennbar: »heil« (auch im Sinne von »ganz«) – »heilen« – »heilig«.

Jede Musik sollte eine Erfahrung sein, die alle vier Bedeutun-
gen einschließt. Es ist daher nicht verwunderlich, daß für viele
Menschen die Musik nicht nur eine heilende Kraft in ihrem
Leben ist, sondern zugleich ein Aufruf zu »Heiligkeit« und
»Ganzheit«.

Eine starke Quelle der Heilung

Wie sieht die Zukunft der natürlichen Heilmethoden aus? Welche Rolle wird die Musik dabei spielen? Einmal werden die Menschen die größeren Zusammenhänge erkennen und einsehen, daß Musik dazu bestimmt ist, mehr zu sein als nur Hintergrundgeräusch, Unterhaltung oder Zeitvertreib. Sie werden erkennen, daß Musik ein wichtiger Bestandteil ihres ganzheitlichen Gesundheitsprogramms sein kann.

»Die Zeit ist nahe«, schrieb Corrine Heline in *Esoteric Music*, »da die Menschen ihre Musik mit der gleichen sorgfältigen Überlegung und ebenso kenntnisreich auswählen, wie sie jetzt die täglichen Mahlzeiten zusammenstellen. Wenn diese Zeit kommt, dann wird die Musik zu einer Hauptquelle der Heilung für den einzelnen und für gesellschaftliche Probleme. Die Evolution des Menschen wird eine ungeheure Beschleunigung erfahren.«

Wir werden vielleicht lernen, zusammen mit der Morgendusche ein »Klang-Bad« zu nehmen. Eine allgemeine musikalische Einstimmung und ein Ausgleich zwischen Körper, Geist und Seele könnte der erste Schritt im Tagesablauf sein. Ähnlich dann am Abend, wenn wir von der Arbeit nach Hause kommen. Ehe wir zu Bett gehen, werden wir die Musik wieder nutzen, um unsere Kräfte ins Gleichgewicht zu bringen und den Zustand der Harmonie herbeizuführen.

Wenn wir immer mehr darüber erfahren, wie die Schwingungsfrequenzen nicht nur unsere körperliche Vitalität und unsere emotionelle Stimmung, sondern auch unsere spirituellen Kräfte beeinflussen, werden wir lernen, spezielle heilende Sinfonien für die Menschen zu komponieren, die damit ihre geschwächten oder veränderten Schwingungsverhältnisse kräftigen und den natürlichen Zustand wiederherstellen können. Durch die Harmonien der Musik werden sie die Möglichkeit haben, sich wieder in den Zustand der Ganzheit zu versetzen.

Ein Schritt in diese Richtung wird es sein, daß in den Krankenhäusern ebenso wie daheim besondere Räume zur Klang- und Farbheilung eingerichtet werden. Es könnte sogar Rundfunk- und Fernsehsender geben, die die heilenden Kräfte von Musik und Farbe jedem zugänglich machen. Stellen Sie sich die Wirkung eines Rundfunksenders vor, der während der Hauptverkehrszeit am Feierabend nur fünf Minuten lang diese Musik senden würde! Es wäre ein guter Dienst, den man den Menschen damit leistete. Bis jetzt haben weder Musiker und Komponisten noch die Durchschnittshörer eine Ahnung, welche Energie in der Musik enthalten ist und zur Heilung und Ganzwerdung des Menschen freigesetzt werden könnte.

Der Komponist Frederick Delius hatte eine Vorstellung von diesen Möglichkeiten, wenn er die Musik als »eine Offenbarung, etwas Verehrungswürdiges« bezeichnete. Weiter sagte er: »Die Aufführung großer Werke der Musik ist für uns das, was in alten Zeiten die religiösen Riten und Feste waren – eine Einladung zu den Mysterien der menschlichen Seele.«

Ein musikalisches Notizbuch

In seinem Buch *The Healing Energies of Music* empfiehlt Hal A. Lingerman, ein musikalisches Tagebuch zu führen, mit dessen Hilfe man sich ins Gedächtnis zurückrufen kann, auf wie vielfältige Weise die Musik unser Leben physisch, emotional und spirituell bereichert hat. Er rät dazu, auch einige ganz persönliche Erinnerungen aufzuschreiben, die in irgendeiner Weise eine Beziehung zur Musik haben. Während man das Material für diese musikalischen Notizen zusammenträgt, beginnt man wahrzunehmen, welch wichtige Rolle der Ton in unserem täglichen Leben spielt. Man entdeckt seine Eigenschaft, eine heilsame Umwelt zu schaffen.

Auf dem Weg zu einer Wissenschaft der Klang-Gesundheit

Gegenwärtig stehen uns nur wenige wissenschaftliche Methoden zur Verfügung, um die *therapeutische* Wirksamkeit der Musik bei der Behandlung verschiedener emotionaler, physischer oder seelischer Störungen zu untersuchen. Noch beschränkter sind die Möglichkeiten, die *präventive* Wirkung der Musik festzustellen, also zu untersuchen, wie die Musik dabei helfen kann, den Menschen bei guter Gesundheit zu erhalten. Es wird Zeit, daß sich die Wissenschaft dafür interessiert, welches Potential der Klang in dieser Beziehung darstellt.

Einige Verwirrung stiftet die Tatsache, daß alle Nährstoffe, ob es sich um Ton, Licht, Farbe, Vitamine, Mineralstoffe oder andere chemische Stoffe handelt, anscheinend stets als Team zusammenwirken. Es ist schwierig, die Wirkung eines bestimmten Heilungsfaktors (etwa des Tons) zu isolieren, denn es ist kaum möglich, mit wissenschaftlichen Methoden alle anderen Faktoren vollkommen auszuschließen, die seine Wirkung beeinflußen können.

Außerdem besitzt schon die Musik selbst viele Dimensionen, wenn man etwa an Melodie, Rhythmus, Harmonie, Tempo, Klangfarbe, Lautstärke usw. denkt. Das erschwert jede Forschung noch weiter. Sollte man ganze musikalische Werke oder nur Teile davon untersuchen? Ist es möglich, daß ein bestimmter Satz einer Sinfonie heilende Eigenschaften besitzt, ein anderer dagegen nicht?

Wenn wir uns mit holistischem Heilen beschäftigen, müssen wir wieder von der Annahme ausgehen, daß der Körper den Geist beeinflußt und umgekehrt und daß der spirituelle Bereich des Menschen sowohl Körper als auch Geist beeinflußt und umgekehrt. Diese ganzheitliche Funktionsweise des Menschen stellt eine weitere Schwierigkeit dar, die es ausschließt, daß man mit einfachen wissenschaftlichen Tests die Auswirkungen der Musik auf Krankheit oder Gesundheit nachweist.

Intuitiv wissen wir natürlich, daß schöne Musik jedesmal, wenn wir sie hören (oder wenn wir selbst solche Musik komponieren oder spielen), Heilung und Erneuerung bewirkt. Während also der Wissenschaftler ganz präzise die Wirkungen der Musik auf den Prozeß der Heilung und Ganzwerdung untersuchen muß, braucht uns nichts davon abzuhalten, diese wunderbare Gabe zu nutzen und zu genießen.

Finden Sie Ihre eigene Musik zur Ganzwerdung

In diesem Stadium der Forschung liegt es an jedem selbst, die Musik zu finden, auf die er mit Körper, Geist und Seele am stärksten reagiert.

Viele Menschen kennen schon einige Kompositionen, auf die sie reagieren. Wir haben von einer Mutter gehört, die während der ganzen Zeit der Schwangerschaft täglich Beethovens »Ode an die Freude« hörte – sogar noch im Entbindungszimmer. Wir wissen von einem depressiven Mann, der täglich Händels »Halleluja« hört, damit ihn das Gefühl der Unsicherheit und Gefährdung nicht überwältigt. Diese Menschen haben die Musik gefunden, die sie brauchen.

Für alle, die nicht wissen, wohin sie sich in dieser Frage wenden sollen, geben wir im Anhang des Buches einige kurze Hinweise. Anregungen für den speziellen Fall sind in der Diskographie im Anhang des Buches *Music and Your Mind* von Helen L. Bonny und Louis M. Savary enthalten. Hal A. Lingermans *The Healing Energies of Music* bietet ebenfalls Empfehlungen aus dem Bereich von Klassik, Oper, Folklore, Spiritual, Pop, Country, Jazz, elektronischer Musik usw., und zwar für unterschiedliche Stimmungen, Temperamente und Situationen.

Alle diese Hinweise sind jedoch in keiner Weise »medizinisch erprobt«. In streng wissenschaftlichem Sinn ist ihre Wirksamkeit nicht bewiesen. Es handelt sich dabei lediglich um hilfreiche Anregungen, die die eigene Suche nach der Musik, die uns hilft, unterstützen kann. Wenn Sie ein bestimmtes Werk suchen, sollten Sie stets bedenken, daß auch die jeweilige Version eine große Rolle spielt. Die stilistische »Interpretation« ebenso wie die Lebenskraft und die innere Einstellung der Interpreten sind von großer Bedeutung und beeinflußen die Heilkraft einer Aufnahme.

Musik gegen Ärger und Zorn

Wir wollen das Vorgehen bei der Auswahl der richtigen Musik am Beispiel des Zorns untersuchen. Fast jeder muß sich von Zeit zu Zeit mit seinem Ärger und Zorn auseinandersetzen. Aber Zorn ist eine komplizierte Angelegenheit. Ebenso schwierig ist es, richtig damit umzugehen.

»Es ist interessant«, schreibt Lingerman, »daß bei einem Anlaß zum Zorn die Testpersonen ganz unterschiedlich reagieren. Manche tun alles, um Kontroversen zu vermeiden; andere wollen nichts als ihre Ruhe; wieder andere greifen selbst an, suchen sogar nach Gelegenheiten, ›Dampf abzulassen‹ und steigern sich in leidenschaftliche Wutausbrüche hinein.«

Je nach Temperament und Methode, mit dem Zorn umzugehen, wird man bestimmte Kompositionen bei einem solchen Anlaß als hilfreich empfinden. Vielleicht wählen Sie Stücke, die an sich schon kraft- und schwungvoll genug sind, um Ihre zornigen Gefühle aufzunehmen, zu absorbieren und im Zaum zu halten. Beispiele dafür sind Beethovens *Egmont-Ouvertüre*, der letzte Satz der *Fünften Sinfonie* von Tschaikowsky, Brahms *Klavierkonzert Nr. 1* sowie die meisten Werke von Skrjabin.

Wenn Sie dagegen Musik suchen, die Ihren Zorn besänftigt und die Emotionen wieder ins Gleichgewicht bringt, unter Umständen Ihre Energie sogar in eine konstruktivere Betätigung umsetzt, sollten sie Händels *Konzert für Harfe*, Schuberts *Vorspiel zu Rosamunde* oder *Ancient Echoes* von Steven Halpern und Georgia Kelly hören.

Wenn man die Musik in der richtigen Weise hört und *auf-nimmt*, ist jede der beiden Möglichkeiten eine holistische Erfahrung. Musik ist nicht nur das Mittel, uns von starken unerwünschten Gefühlen zu befreien, sie erfüllt gleichzeitig Körper, Geist und Seele mit ihren reinigenden, heilenden und energiespendenden Strömungen.

Manche Interpreten (zu ihnen gehörte zum Beispiel Artur Rubinstein) sind sich bewußt, daß sie Übermittler einer Kraft sind, die, in Lingermans Worten, »durch das Medium der Musik anderen hilft, negative Gefühle in positive emotionale Gefühls-äußerungen zu verwandeln.« Wladimir Horowitz sagte einmal in einem Interview, daß er durch sein Spiel die Zuhörer mit ihrem ganzen Wesen, mit Körper, Geist, Emotionen und Seele, in sein Spiel einhüllen möchte.

Spirituelle Vorbereitung auf das Hören

Alle großen Werke der Musik können ihre volle Wirkung nicht entfalten, wenn man nicht richtig darauf vorbereitet ist, sie auch ganz in sich aufzunehmen. Je vollständiger man sich der Musik hingibt, um so besser können diese Kräfte ihren Einfluß auf unser Leben ausüben. Große Musik ist eine starke Kraft, aber ihre Fähigkeit, uns zu beeinflussen und neue Lebenskraft zu schenken, wird gemindert, wenn der Zuhörer angespannt, widerstrebend, kritisch, analytisch, verwirrt, ungeduldig, wi-derwillig oder unzugänglich ist. Wenn aber Ihr Körper ent-spannt und die geistig-seelischen Kräfte für die Musik aufnah-mebereit sind, dann besteht die Wahrscheinlichkeit, daß der Klang in Sie einfließt und Ihre Erneuerung bewirkt. Immer wieder berichten Hörer von dem Gefühl, daß sie spüren, wie die Musik *durch sie* zum Klingen kommt und nicht nur um sie herum ertönt.

»Wenn ich genügend entspannt bin, dann ist es, als ob mein Körper ein reaktionsfähiges, vibrierendes Gefäß ist«, erklärte ein Hörer. »Ich bin so aufnahmebereit und offen für den Strom der musikalischen Schwingungen wie für die Luft, die um mich ist. Die Musik wird nicht unterbrochen, wenn sie in mich hineingeht, sie fließt einfach durch mich hindurch. Ich bin kein Hindernis für die Musik. Aber während sie durch mich hindurchgeht, hinterläßt sie ihre Spur, ihre Energie. Danach fühle ich mich anders. Ich fühle mich wieder ganz, ich fühle mich stärker verbunden mit der Welt.«

Mit diesem Thema beschäftigt sich auch das 17. Kapitel über die Beziehungen zwischen Klang und Meditation. Darin sind spezielle Suggestionen zur Vorbereitung von Körper, Geist und Seele auf das Musikhören mit dem Ziel der Heilung und Ganzwerdung.

Die Interpreten der Musik

Obwohl wir uns bis jetzt vor allem mit dem Zuhörer beschäftigt haben, ist auch der spirituelle und holistische Einfluß des Interpreten von Bedeutung.

Bei der Musik gibt es immer Ausführende (die die Musik erzeugen) und Aufnehmende (die den Klängen lauschen). Der ausführende Künstler muß sich in die heilenden Kräfte der Musik einschalten, will er sie so spielen, daß sie Heilung und Ganzheit fördert. Um das zu erreichen, muß der Interpret eine kreative Offenheit entwickeln. Manche bereiten sich durch Meditation auf ihren Auftritt vor und verbinden sich dabei mit den heilenden Kräften des Universums.

Andere bereiten sich vor, indem sie Affirmationen über die Aufführung und die zu erzielenden Wirkungen gebrauchen. Sie sagen etwas: »Mit dieser Musik drücke ich mein wahres Selbst in der Liebe Gottes aus«, oder »Jeder Ton, den ich spiele, ist ein Ton voller Liebe und Heilkraft«, oder »Diese Musik enthält meine universelle Liebe.« Andere wiederum konzentrieren sich auf das Publikum und sehen in der Meditation vor dem Auftritt die Zuhörer als eine Gruppe von Freunden, die sich nach Heilung und Ganzheit sehnen. Diese Methode kann besonders hilfreich sein, wenn sich im Saal Kritiker befinden, die gekommen sind, um die Aufführung zu analysieren und zu beurteilen. Es gibt auch Künstler, die ihren Zuhörern direkt verbal mitteilen, welche Einstellung sie zu der Musik haben, die aufgeführt werden soll.

Es gibt kaum Zweifel, daß eine Aufführung mehr Liebe und Heilkraft ausstrahlt, wenn der Interpret aus liebendem Bewußtsein heraus wirkt und nicht in angespannter, nervöser Stimmung oder mit kritischen Gedanken.

Das Bewußtsein des Interpreten

Zweifellos können sich bei einem Live-Konzert Gefühl und Bewußtseinszustand des Interpreten auf das Publikum übertragen. Die Angst (aber auch die Liebe) eines Menschen kann wortlos nur durch die Musik mitgeteilt werden. Auch bei einer Schallplattenaufnahme werden die Gefühle des Interpreten übermittelt.

Es gibt Menschen, die diese Übertragung manchmal in einem Konzert besonders heftig empfinden. Wenn Sie etwa bei einem Klavierabend spüren, daß sich Ihr Magen verkrampft, ehe noch der erste Ton erklingt, dann haben Sie wahrscheinlich auf die Angst und die Magenschmerzen des Künstlers reagiert. Ein Konzert kann auch dann ein vollkommenes, erhebendes und erfreuliches Erlebnis sein, wenn dabei ein paar »falsche Töne« erklingen. Das gilt besonders dann, wenn der Musiker liebt, was er spielt.

Innere Suggestionen

Interpreten stellen oft die Frage, wie sie sich selbst genügend entspannen können, um den Druck zu überwinden, der entsteht, wenn sie wissen, daß ihre Leistung kritisch beurteilt wird. Manche Künstler haben sich schon damit geholfen, daß sie sich selbst positive Suggestionen geben.

Russische Wissenschaftler haben gezeigt, welche Wirkung solche Suggestionstechniken bei Künstlern aus verschiedenen Bereichen haben können. In einer Reihe von Experimenten mit Kunstmalern wurden die Studenten dazu angeleitet, sich zu entspannen und in ihrer bildhaften Vorstellung einen großen Meister zu bitten, ihnen beim Malen zu helfen. Man entdeckte, daß ungeübte Kunststudenten zu malen beginnen wie Rembrandt, wenn sie sich im Zustand der Tiefenentspannung die Suggestion geben, daß Rembrandt ihnen hilft oder daß Rembrandt in ihnen ist und durch sie malt.

Dr. Jean Houston und andere haben mit den gleichen Techniken gearbeitet, um Hemmungen und Ängste bei Musikern abzubauen. Sie empfehlen, daß Komponisten oder Interpreten um die Hilfe eines großen Meisters bitten, den sie bewundern oder von dem sie lernen möchten.

Unsere Möglichkeiten, Hilfe zu erbitten, sind unbegrenzt. Es ist nicht nötig, daß wir uns von vorneherein auf bestimmte Lösungsmethoden beschränken, durch die wir Hilfe erwarten. Wahrscheinlich hatten auch Sie schon einmal das Gefühl, als ob Ihre Finger tatsächlich von einem anderen bewegt würden. Ein anderes Mal haben Sie vielleicht eine Veränderung in der Atmosphäre oder eine Gegenwart um sich herum gespürt. Es kommt auch vor, daß man tatsächlich Musik im Kopf hört.

Woran kann man erkennen, ob sich tatsächlich der Einfluß eines Meisters oder einfach nur das eigene Überbewußtsein bemerkbar macht? Spielt das eine Rolle? Viel wichtiger ist die Frage: Ist die dabei entstehende Musik von höherer Qualität?

Ein imaginärer Film

Der Seminarleiter Tim Gallwey bietet eine kreative Imaginations-Methode an, die Musikern hilft, ihre Leistung zu verbessern und die heilenden Energien der Musik freizusetzen. Er empfiehlt das folgende Szenarium:

Sie als Interpret stellen sich vor, nur als Schauspieler die Rolle des Musikers in einem Film zu übernehmen. Der eigentliche Ton wurde schon längst aufgenommen und wird später dem Film unterlegt. Sie brauchen nichts weiter zu tun, als den Künstler darzustellen. Natürlich spielen Sie dabei jeden Ton, aber Sie wissen, daß Sie nicht ganz so perfekt spielen müssen, denn in der Endfassung des Films wird Ihre Interpretation ja durch das professionelle Tonband ersetzt.

Es hat sich gezeigt, daß Interpreten wesentlich dynamischer und ausdrucksvoller werden, wenn sie glauben, daß ihr Spiel nicht wirklich in dem Film verwendet wird, das heißt, daß es sich nicht um eine echte Aufführung und Leistung handelt. Die Wissenschaftler haben entdeckt, daß diese Technik die Qualität einer Aufführung sehr schnell wesentlich verbessert, da sie es Körper, Geist, Emotionen und Seele des Interpreten ermöglicht, sich vollkommen in das musikalische Werk zu versenken und es gleichzeitig zum Ausdruck zu bringen. Gallwey erklärt, daß diese Methode deshalb so wirksam sei, weil wir im Grunde sehr oft so handeln, als hätten wir ein zweites Selbst.

Das eine Selbst ist das analytische, kritische Selbst. Es sagt uns, was wir tun müssen, wie die Musik klingen sollte, wo unsere Finger sein sollen usw. Dieses erste Selbst operiert vor allem von der linken Gehirnhälfte aus. Es ist nicht falsch, was es tut, aber sein Wirkungsbereich ist eng begrenzt. Die meisten Berufsmusiker sind geschult, dem Selbst Nummer eins zu folgen und die Musik nach dessen Anweisung zu spielen.

Bei der Film-Methode beschäftigen wir das Selbst Nummer eins, indem wir seine Aufmerksamkeit auf etwas anderes richten, während wir mit dem sogenannten Selbst Nummer zwei zusammenarbeiten, wie Callwey sagt. Das ist der Teil von uns, der sich in den Klang der Musik versenkt, der diesen Klang in sich spürt und ihm zuhört. Durch das zweite Selbst können wir den Vortrag dynamisch und ausdrucksvoll miterleben.

Das zweite Selbst wirkt stärker holistisch, denn es bezieht nicht nur die linke Gehirnhälfte mit in den Prozeß ein, sondern auch die rechte Hemisphäre und den unteren Teil des Gehirns und ruft eine Reaktion hervor, die physisch, mental und emotional zugleich ist.

Vom Zentrum aus musizieren

Eine vollkommene holistische Reaktion käme zustande, wenn auch der spirituelle Bereich oder die Seele an dieser Leistung beteiligt wäre. Das bedeutet einen Schritt über das erste und zweite Selbst hinaus. Dazu gehört das Spielen (oder Zuhören) vom Zentrum des Wesens aus, das im Zen-Buddhismus *hara* genannt wird. Um als Musiker ausgeglichen und zentriert sein zu können, ist es erforderlich, in ausgeglichener und zentrierter Haltung zu spielen. Das Zentrum denkt man sich im allgemeinen im Bereich unmittelbar unter dem Nabel. Jeder Musiker kann lernen, von diesem Zentrum aus zu spielen, das heißt, so zu spielen, als wäre das Zentrum der Ursprung der Musik.

Ich erinnere mich lebhaft an eine Stunde bei einem Meister, der mich lehrte, von meinem Zentrum aus zu spielen. Ich war tatsächlich imstande, mühelos die Tasten des Klaviers zu betätigen, indem ich die Energie direkt aus meinem Zentrum darauf konzentrierte. Gleichzeitig spürte ich, daß Energie durch meine Finger aus dem Klavier in mein Zentrum gezogen wurde. Es war eine sehr aufwühlende Erfahrung. Diese Lektion eröffnete mir eine vollkommen neue Ebene, Musik zu machen und mich dabei selbst auszudrücken.

Ich lernte dabei auch, beim Spielen wie beim Zuhören vollkommen im Augenblick zu leben und mir weder über bereits gespielte Töne noch um künftige Noten Sorgen zu machen. Ich lernte, zu spielen ohne zu urteilen, ohne vorauszuplanen und ohne an mir selbst zu zweifeln. Den meisten Musikern gelingt es, diese Offenheit zu erreichen, wenn ihr Verlangen stark genug ist und sie genügend üben. Es kann eine wunderbar befreiende und anregende Erfahrung sein.

Das gewisse Etwas

Die spirituelle Qualität einer Aufführung ist etwas, das über die professionelle Technik hinausgeht. Es ist dieses »gewisse Etwas«, das den großen vom guten Künstler unterscheidet. Es ist die Eigenschaft, die zum Leben erweckt, was sonst nur eine technisch perfekte Wiedergabe ohne Tiefgang wäre.

Manchen großen Künstler macht es gar nichts aus, wenn sie ab und zu einen »falschen Ton« treffen, denn sie sind sich bewußt, daß ihre Interpretation jene unbeschreibliche spirituelle Qualität besitzt. Sie werden zum Mit-Schöpfer der Musik; das besitzt für sie die größte Bedeutung. Die Besitzerin eines herrlichen Steinway-Stutzflügels spielt nie mehr auf diesem Instrument. Sie begründet das damit, daß sie ihr eigenes Spiel nicht mehr hören könne, nachdem sie ein Konzert von Artur Rubinstein besucht habe.

Wie verkehrt ist doch der Gedanke, daß Künstler, die mit großer spiritueller Energie spielen, den Rest von uns einschüchtern wollen und damit zum Schweigen verdammen! Es ist viel wahrscheinlicher, daß die großen Meister uns dazu inspirieren möchten, mit mehr Freude und spiritueller Tiefe an unser eigenes Spiel zu gehen. Jeder von uns besitzt eine Seele, die darauf wartet, sich ausdrücken zu dürfen.

Gesteigerte Fähigkeiten

Im Leben des Musikers gibt es Augenblicke, in denen der eigene Vortrag großartig klingt, alles scheint »wie von selbst« zu gehen. Man kann eine Melodie spielen, die man schon viele Male gespielt hat, aber durch irgendeinen glücklichen Zufall scheint sie diesmal besser zu klingen und wir haben dabei ein anderes Gefühl als sonst. Wenn Sie plötzlich diese gesteigerten Fähigkeiten an sich entdecken, dann beobachten Sie, was Sie fühlen und welche Stellung Ihr Körper einnimmt (das ist das natürliche Biofeedback). Vielleicht können Sie etwas daraus lernen und für alle Zukunft Ihr Spiel verbessern, weil Sie mit Ihrer Interpretation eine neue, höhere Ebene erreichen.

Es ist möglich, daß man diese Fähigkeit nur bei einem einzigen Ton bemerkt. Haben Sie keine Scheu, Ihre musikalische Bemühung auf einen einzigen Ton zu konzentrieren, ob Sie singen oder ein Instrument spielen. Lassen Sie diesen einzelnen Ton mühelos in Ihr Bewußtsein einfließen. Es ist nicht notwendig, den Klang zu forcieren. Hören Sie den Ton in Ihrem Innern. Lassen Sie ihn tief im Innern des Zentrums Ihres Daseins einstehen. Erwecken Sie immer mehr und mehr das Bewußtsein und die Sensitivität in sich und erfüllen Sie den Ton damit. Für manchen bedeutet ein solcher Moment, wenn man einen einzigen Ton mit der Gesamtheit seines Wesens singt oder spielt, einen Schritt zur Verwirklichung der spirituellen Kräfte.

15. Kapitel

Ton, Seele und Spiritualität

Äußerungen der Seele

Psyche ist das griechische Wort für Seele. Es gibt zwei wichtige Äußerungen der menschlichen Seele, die sich deutlich durch Tonschwingungen des menschlichen Körpers manifestieren. Diese ganz normalen und im allgemeinen auch sehr heilsamen vom Menschen erzeugten Geräusche sind das Weinen und das Lachen.

Wir haben alle schon einmal den Ausdruck gehört: »Er hat sich so richtig ausgeweint«. Wenn man den Tränen freien Lauf läßt, wenn sich der Körper schütteln und die Stimme stöhnen und seufzen darf, so hilft das, die Kanäle emotionaler und spiritueller Energien zu öffnen.

Wann haben Sie zum letzten Mal geweint und empfanden danach echte Erleichterung? Das Weinen ist eine holistische Ton-Erfahrung des Menschen. Das Weinen ist ein Zeichen dafür, daß Sie mit Ihrer Seele in Verbindung stehen. Es zeigt auch anderen an, daß Sie im Moment auf der seelischen Ebene gegenwärtig sind.

Jemand hat einmal gesagt, wie wunderbar es wäre, wenn die Großen dieser Welt einmal zusammenkämen und zusammen über all den Schmerz in unserer Welt weinten. Wenigstens in diesem Augenblick befänden sie sich in Kontakt mit der eigenen und mit der Seele der anderen.

Auch das Lachen ist eine heilende Seelenschwingung. Experten haben jetzt bewiesen, was jeder längst weiß: Lachen befreit von Streß. Man kann das Lachen als ein kurzes, kräftiges Training für Zwerchfell, Brustkorb, Bauch, Herz, Lunge und möglicherweise sogar für die Leber ansehen. Dr. William Fry von der *Stanford University* beschreibt das Lachen als eine Art »Jogging im Stand«.

Nachdem Norman Cousins in *The Anatomy of an Illness* erzählte, wie er sich durch Lachen von einer degenerativen Wirbelsäulenerkrankung befreite, begannen Ärzte, sich ernsthaft mit der Heilkraft des Lachens zu beschäftigen. Es ist bekannt, daß man durch Lachen die Atemwege von Fremdkörpern befreien, die Zirkulation anregen und den Herzschlag beschleunigen kann. Manchmal kann das Lachen sogar Infektionen bekämpfen und bei Bluthochdruck Erleichterung bringen.

Die Forschung geht von der Hypothese aus, daß Lachen das Gehirn dazu anregt, Hormone, sogenannte Katecholamine, zu erzeugen. Diese Hormone wiederum können die Freisetzung von Endorphinen auslösen, das sind natürliche Opiate, die Schmerzen und Beschwerden bei Arthritis und Allergien sowie bestimmte Kopf- und Rückenschmerzen lindern können.

Bei einem besonders heftigen Lachen werden die Gesichts-, Arm- und Beinmuskeln zusammengezogen, der gesamte Körper wird in Schwingungen versetzt, und ein fröhlicher Ton wird in die Welt hinaus geschickt. Humor und Freude, eng mit dem Lachen verbunden, helfen mit, uns von Langeweile, Anspannung, Schuldgefühlen, Depression und Zorn zu befreien. Lachen gilt als erlaubtes und gesellschaftlich akzeptables Geräusch, eine zivilisierte Alternative zu Gewalt und Lärm. Nach Freud entsteht Lachen, wenn aggressive oder zornige Energie nicht länger unterdrückt wird. Je mehr Energie plötzlich freigesetzt wird, um so lauter und tiefer ist das Lachen.

Das Hara-Lachen

Das Lachen hat nicht nur eine physische und eine psychische Komponente, sondern ebenso ist es ein Ausdruck der menschlichen Seele oder Spiritualität. Man kann lernen, vom Zentrum des eigenen Seins aus zu lachen. Dieses Lachen bezeichnet man als Hara-Lachen. Al Huang, wahrscheinlich der heiterste und außergewöhnlichste T'ai Ch'i-Meister der Vereinigten Staaten, kann auch überaus zurückhaltende und gehemmte Teilnehmer seiner Seminare durch ein befreiendes Hara-Lachen in Schwingungen versetzen.

Das chinesische Schriftzeichen, erklärt Al Huang, stellt das Lachen durch eine Menschenfigur dar, die Arme und Beine nach außen streckt, den Kopf nach oben in den Himmel wirft; alles »vibriert vor Fröhlichkeit, wie die Bambusblätter im Wind«. In seinem Buch *Quantum Soup: A Philosophical Entertainment* beschreibt er, wie ein richtiges Lachen zustandekommt. Er beginnt mit der Analogie einer jungen Bambussprosse, die durch die Erde stößt.

»Beginnen Sie einfach mit dem Gedanken an Lachen«, schreibt er. »Beschleunigen Sie nichts. Lassen Sie das Lachen wachsen wie die Bambussprosse. Warten Sie auf ein natürliches Lächeln. Das Lächeln breitet sich aus, wenn ein Geräusch in der Kehle kitzelt. Lassen Sie es im Brustkorb herumgehen. Nur nichts forcieren!« Dann regt er an, die bildhafte Vorstellung zu entwickeln, da der schnell wachsende Bambushalm sich in den Himmel streckt und seine Blätter in der Frühlingsluft rascheln.

»Strecken Sie Ihren Körper dem Bambus gleich in alle Richtungen aus«, ermuntert er die Teilnehmer. »Ihr Atem wird stärker, tiefer, weiter. Alles dehnt sich. Lassen Sie es wachsen. Beobachten Sie, wie es dahinströmt. Jetzt erst geben Sie ihm seinen Ton.« Die Schultern fangen an zu beben, der Bauch beginnt zu zittern und zu zucken. Der Ton, der aus dem Zentrum Ihres Wesens aufsteigt, entweicht durch den Mund. Wie die Bambussprosse zittert und bebt und entfaltet er sich. »Jeder einzelne Finger ist in Bewegung«, bemerkt Al Huang. »Ihre Zehen und Knie, die Hüften und Lippen werden vom Lachen ergriffen. Das Lachen ist überall.«

Lachen ist eine heilsame Nahrung für die Seele. Es sorgt für Ausgleich und Harmonie zwischen Körper, Geist und Seele. Es ist ein Segen für diese Erde.

Ton und Seele

In weniger von der Technologie bestimmten Kulturen als der unseren sind Musik und Tanz bei Feierlichkeiten nicht nur ein Ereignis für die Zuschauer. Jeder nimmt aktiv daran teil. Solche Zeremonien werden von allen Mitgliedern der Gemeinschaft genutzt, um die physische, emotionale und besonders die seelische Gesundheit zu fördern. Genauer gesagt: Beteiligung an Musik und Bewegung fördert die Entspannung in Geist und Körper, sie fördert Freude und Ekstase und die interpersonale und transpersonale Kommunikation.

Zu solchen kulturellen Ereignissen gehören auch das Chanten, Singen, Trommeln und Tanzen. Für die Menschen dieser Kulturen sind Klang und Seele eins. Klang erzeugen bedeutet für sie, spirituelle Kräfte und Energien freizusetzen.

Musizieren

Zu den einfachsten Methoden des Menschen, seine Fähigkeit zu nutzen und spirituelle Energie in Form von Musik freizusetzen, gehört das Musizieren mit der menschlichen Stimme. Die Stimme ist das Musikinstrument, das jeder von uns besitzt.

In jedem Kulturkreis im Laufe der Geschichte hat man die Stimme als Vehikel für spirituelle Erhebung und Heilung eingesetzt. Schamanen und Medizinmänner, religiöse Führer und

Heiler, Minnesänger und Troubadoure haben die Stimme professionell oder zeremoniell genutzt. Zu ihren Funktionen gehört es, zu heilen, zu inspirieren, zu trösten und den Kontakt mit kosmischen Kräften herzustellen.

Jeder kann es lernen, seine eigene Stimme heilend und spirituell zu gebrauchen; das kann jede Mutter bestätigen, die ihr Baby in den Schlaf gesungen hat. Der erste Schritt besteht darin, einen Ton zu erzeugen. Sobald Sie damit beginnen, Töne hervorzubringen, auch wenn das Instrument die eigene Stimme ist, sind Sie Komponist.

In dieser Form ist das Komponieren von Musik eine dynamische Form der Meditation. Man braucht dazu keine formalen Kompositionsgesetze zu kennen. Notwendig ist allein die Bereitschaft, den Mund zu öffnen und einen Ton auszustoßen. In unseren Seminaren regen wir die Menschen dazu an, einen Ton in beliebiger Höhe zu singen. Dann fordern wir sie manchmal auf, die Tonleiter in einem Glissando hinauf- und hinunterzugehen, um den Ton zu suchen, bei dem sie sich besonders wohlfühlen und der zu diesem Zeitpunkt ganz natürlich erscheint.

Wenn man die Tonleiter mit der Stimme hinauf- und hinuntergleitet, erwärmt man dabei auch die Stimmbänder und entwickelt die Resonanz der Stimme. Diese Übung gibt den Teilnehmern aber vor allem Gelegenheit, genau den Ton zu finden, bei dem sie sich wohlfühlen.

Ein einzelner Ton

Einen einzelnen Ton zu singen ist nicht gerade die Fertigkeit, um die man sich im allgemeinen besonders bemüht. Dennoch ist es vielleicht der Schlüssel zum erfolgreichen Komponieren und zur Selbst-Erforschung. Wenn man einen einzelnen Ton über eine längere Zeit aushält, bewirkt man dadurch eine Reihe von chemischen Veränderungen und metabolischen Prozessen im Körper. Dazu gehört auch die mögliche Freisetzung von Endorphinen im Gehirn. Außerdem gelangt man damit zu einer mentalen Konzentration, die es erlaubt, die beiden Hemisphären zu synchronisieren.

Die menschliche Stimme ist ein wunderbares Werkzeug der Verwandlung. Ein wichtiger Unterschied zwischen Singen und Sprechen besteht darin, daß beim Singen die Betonung auf den Vokalen liegt, während sich das Sprechen mehr auf die Konsonanten konzentriert.

Die sogenannten reinen Vokale erscheinen auf der ganzen Welt in ähnlichen spirituellen und heilenden Zusammenhängen. So finden wir das A im Sanskrit-Wort »Aum«, im »Allah« des Mittleren Ostens und im »Halleluja« und »Amen« der jüdisch-christlichen Religionen. Jeder der drei reinen Vokale ist eine reale Schwingung, die traditionell mit bestimmten Eigenschaften, Energien und Körperteilen verbunden wird, die durch diesen Ton in Resonanz geraten.

Nach der Lehre der Sufis beispielsweise bezeichnet der erste Vokal A Einheit oder Vereinigung und strahlt eine goldene Farbe aus. Es ist ein Erdenton. Man sagt, daß er das Herz öffnet. Der zweite Vokal U wird allgemein mit der blauen Farbe verbunden. Er ist dem Wasser verwandt und bezieht sich auf den Hals-Bereich. Während A Energie auszustrahlen scheint, zeigt das U die Tendenz, Energie nach innen zu ziehen. Der dritte Vokal dieser Reihe ist das I, ein spitzer Ton, der verwandt ist mit der Luft. Er bezieht sich auf den Geist. Seine Farbe ist ein helles Blaugrün oder Türkis.

Außer den drei reinen Vokalen gibt es den Summton M, der mit dem Scheitel in Verbindung steht. Von ihm heißt es, daß er alle Farben des Regenbogens hervorbringe. Außerdem kennen wir noch das O, das die Breite des A und die Tiefe des U in sich vereinigen soll.

Erzeugen Sie Ihren eigenen Ton

Wie viele andere haben auch die Sufis die Heilwirkung von Klängen und Musik untersucht. Sie glauben, daß bestimmte Töne zusammen mit den entsprechenden Farben über das endokrine System des Körpers einen direkten Einfluß auf uns ausüben können.

Auch wer wenig über die Heilmethoden des Sufismus und noch weniger über das endokrine System weiß, kann seine eigene persönliche Klangwahrnehmung entwickeln. Nehmen Sie sich Zeit und erzeugen Sie Töne unterschiedlicher Höhe (hoch, mittel, tief). Verwenden Sie dazu unterschiedliche Vokale. Achten Sie darauf, wie die einzelnen Töne auf Körper, Geist und Seele wirken.

Es besteht ein großer Bedarf an Liedern und Melodien, die dazu benutzt werden können, zu heilen und Energien ins Gleichgewicht zu bringen. Es könnten Lieder sein, die das »Kind« befreien, das in jedem von uns steckt; Lieder, die emotionale Schmerzen lindern und Freude verbreiten; Lieder, die das Herz öffnen und die Seele erheben. Vielleicht gelingt es Ihnen, eines davon zu schaffen. Nehmen sie sich einen Augenblick Zeit und singen Sie eine Melodie. Das kann etwas sein, was Sie schon einmal gehört haben, aber es kann auch ein neues Lied sein, das Sie eben erfunden haben.

Wenn man vor allem mit reinen Tönen und Vokalen arbeitet und daraus einfache Melodien bildet, hat man ein weites Betätigungsfeld, Energien in sich selbst freizusetzen. Es gibt bei dieser Art von Musik keine schädlichen Nebenwirkungen. Alles ist vollkommen frei. Es gibt keine festen Regeln. Sie können überhaupt nichts falsch machen.

Selbst wenn man Ihnen in der Schule beigebracht hat, daß Sie keine gute Singstimme und keine musikalische Begabung haben, sagen wir jetzt zu Ihnen: »Sie können Musik hervorbringen, die Ihnen Freude bereitet und die Ihrem Selbst-Ausdruck dient. Sie ist bereits in Ihnen und wartet nur darauf, herauszukommen.«

Zeugnisse für den Ton

Wir bekommen viele positive Berichte von Menschen, die versucht haben, ihre eigenen heilenden Klänge zu erzeugen.

»Wenn ich meine eigenen Töne singe«, schrieb jemand, »empfinde ich ein sinnliches Vergnügen, wenn ich die Resonanz in meinem Körper spüre. Ich mag die Art und Weise, wie der Ton durch meinen Körper hindurch auf die Sinne übertragen wird.«

»Meine Stimme ist voller geworden, seit ich mit dem Singen begonnen habe«, sagte ein anderer, »und das wirkt sich auch auf meine Sprechstimme aus.«

»Das Singen meiner eigenen Musik hat nicht nur ganz im Verborgenen meine Seele befreit«, sagt ein anderer, »das Gefühl der Freiheit hat sich auch auf meine Persönlichkeit und meine Beziehungen übertragen. Manchmal ertappe ich mich dabei, daß ich am liebsten tanzen möchte, während ich singe.«

Wie wunderbar wäre es, wenn eine solche holistische Methode zum Gebrauch der menschlichen Stimme als Teil des Lehrplans zu den Kernfächern an unseren Schulen gehörte! Wenn wir nur in jeder menschlichen Stimme die Fähigkeit zur Heilung und Inspiration entwickeln könnten, dann wäre diese Welt ein Ort, an dem man gesünder, glücklicher und mit mehr Liebe leben könnte. In jedem Menschen wartet insgeheim ein Musiker darauf, daß er sich zeigen darf. Wenn Sie es versäumen, selbst Musik zu machen, ist es gut möglich, daß Ihnen eine wichtige Erfahrung in Ihrem Leben verlorengeht.

Beginnen Sie mit einfacher Musik

Es ist wichtig, darauf hinzuweisen, daß wir keinesfalls davon sprechen, kunstvolle und komplizierte Musik hervorzubringen. Wir fordern die Menschen lediglich dazu auf, Musik zu machen, die keine Mühe erfordert, die ohne Anstrengung zu erzeugen und zu hören ist.

Ein großer Teil der sinfonischen und der Jazz-Musik, aber auch viele Rock-Kompositionen erfordern unsere bewußte Anteilnahme und Aufmerksamkeit, damit wir die Dichte ihrer Klangstruktur und die Schichten der komplizierten Harmonien erkennen. Im Gegensatz dazu gibt es einfache Musik (etwa eine kurze Melodie ohne Worte), die zu hören oder zu singen kaum Mühe macht.

Dennoch kann diese elementare Musik eine tiefe und totale Erfahrung sein. Sie haben vielleicht schon beim einfachen Chanten der Vokale in der Ihnen angenehmsten Tonlage festgestellt, daß der Ton eine beruhigende, zentrierende Wirkung hat. Diese Wirkung kommt daher, daß der Ton aus einem ruhigen und zentriertem Mittelpunkt in Ihnen selbst aufsteigt.

Unser Leben ist Musik. Jeder Schritt von uns ist Teil des kosmischen Tanzes. Wenn wir unsere eigene Musik machen, hilft das, die Bedeutung unseres eigenen Beitrags zu diesem großen Tanz bewußt zu erkennen.

Freisetzen spiritueller Energie

In diesem Sinne haben sich die Angehörigen primitiver Kulturen an gemeinsamen Festlichkeiten beteiligt. Mit ihrer Stimme und mit ihrem Körper waren sie der Kanal für die Freisetzung spiritueller Energie. Sie nahmen die Bewegung dieses kosmischen Tanzes auf. Oft geschah das, um wieder Gleichgewicht und Harmonie in ihr Leben zu bringen.

Wir konzentrieren uns bewußt auf ganz einfache Töne (die

vielleicht für den Wissenschaftler uninteressant sind), um dabei zu helfen, daß die alten Methoden der Anwendung von Musik und Ton, Schwingung und Rhythmus und deren Beziehungen zu spirituellen und heilsamen Bewußtseinszuständen wiederentdeckt werden. Durch diesen Prozeß sollen keine Beziehungen zwischen Melodie und Harmonie hergestellt werden, sondern die Verbindung zwischen den einzelnen Energieebenen, die uns zur Verfügung stehen.

Einfaches Chanten

Zu den natürlichsten und ältesten Formen, die in den spirituellen Traditionen aller Zeiten eine Rolle spielten, gehört das Chanten.

Aufgrund einer intellektuellen Freude an den komplizierten Ausdrucksformen der westlichen Zivilisation wurden aus den ursprünglich einfachen Gregorianischen Gesängen schließlich komplizierte polyphonische Strukturen und Neumen entwickkelt. Ein Höhepunkt wurde im späten Mittelalter in den Kathedralen und Klöstern Europas erreicht. Diese Musik war ästhetisch überwältigend. Sie wurde wahrscheinlich von hochgeistigen Männern komponiert. Ihre Aufführung erforderte oft das Können ausgebildeter Musiker. Problematisch war, daß es die vollkommene bewußte Aufmerksamkeit in Anspruch nahm, diese komplizierten musikalischen Klangteppiche vorzutragen. Die Mönche konnten es sich bald nicht mehr leisten, während des Singens ihren Geist oder ihre Seele wandern zu lassen, sonst hätten sie ihren Einsatz verpaßt und damit vielleicht die Schönheit und Wirkung der gesamten Aufführung ruiniert.

Das ist nicht die Art Gesang, über die wir hier sprechen. Es gibt eine ganz andere Methode. Es ist das Chanten, das man sowohl im Osten wie im Westen kennt. Es verwendet sehr kurze, einfache melodische Linien, kaum oder gar keine Harmonien und nur wenige Worte.

Das einfachste ist das »OM« (AUM), das aus einem einzigen ausgehaltenen Ton besteht. Dabei beginnt man, mit den Lippen den A-Ton zu bilden, geht danach langsam zum O über und schließt, indem man mit geschlossenen Lippen den M-Summton bildet. Nach einem entspannenden Einatmen wird das Aum wiederholt. Der Aum-Ton kann immer wieder aufs neue angestimmt werden, der Vorgang beliebig lange dauern.

Manchmal reicht es, das Aum ein Dutzend Mal zu chanten, um die Verbindung mit dem Zentrum des eigenen Wesens zu finden und die Energie verfügbar zu machen. Für den, der tiefere Bewußtseinsschichten erreichen möchte, ist es vielleicht notwendig, das Chanten zehn Minuten oder länger fortzuführen.

Den Ton gewähren lassen

Die Schwierigkeit besteht nicht darin, den Aum-Ton zu erzeugen, sondern es diesem Ton zu gestatten, daß er uns in die Tiefen des eigenen Wesens führt, bis zu den tiefsten Energiequellen, die uns zur Verfügung stehen. Lassen Sie sich an den Ort tragen, an dem Sie mit den Energien des Universums in Verbindung stehen, an dem Sie in Berührung mit dem Grund Ihres Daseins kommen, an den Ort, an dem Ihre Seele Gott begegnet.

Wenn das Chanten neu für Sie ist, sollte gerade das »Aum« ein guter Anfang sein. Es ist leicht auszuführen und wirkt sehr kraftvoll. Bitte geben Sie nicht der Versuchung nach, schnell auf kompliziertere Methoden überzugehen. Das gilt besonders für Berufsmusiker.

Es besteht auch die Gefahr, daß man zu stark von der technischen Seite in Anspruch genommen wird (»Mache ich das nicht hervorragend?« oder »Führe ich diese Phrase richtig aus?«) und darüber die spirituelle Wahrnehmung des Mittelpunktes verliert, den Hauptzweck des Chantens.

Vorschläge für das Chanten

Wenn Sie fühlen, daß das »Aum« Ihnen nicht liegt, können Sie vielleicht ein anderes einzelnes Wort oder eine kurze Wendung finden, die wirksam ist und eine gewisse Bedeutung für Sie besitzt. Zu den Begriffen, die man oft zum Chanten verwendet, gehören Liebe, Frieden, Gott, Abba, Jesus, Gnade, Lob, Halleluja. Den Christen war der besondere Klang der Worte *Kyrie eleison* (Herr, erbarme dich) so heilig, daß man sie in der ursprünglich gebrauchten griechischen Fassung beibehielt, als sich die Kirchensprache änderte und man zuerst das Lateinische und dann die einzelnen Landessprachen übernahm.

Vielleicht bevorzugen Sie zu unterschiedlichen Zeiten auch unterschiedliche Worte für das Chanten. Sie können sich dafür auch selbst einzelne Töne oder Melodien schaffen.

Louis Savary hat eine Kassette herausgebracht, die vom *Dahlgren-Chapel*-Chor der Georgetown-Universität besungen wurde und besonders denen helfen soll, die das Chanten neu lernen und die Unterstützung einer Gruppe brauchen, die diese Technik demonstriert. Auf der einen Seite ist das berühmte Gebet der Mönche auf dem Berg Athos aus dem 6. Jahrhundert enthalten, das durch das Buch *The Pilgrim* bekannt geworden ist. Darin wird die Geschichte eines heiligen Mannes erzählt, der während seines ganzen Lebens in allen wachen Stunden unaufhörlich dieses Gebet gesprochen haben soll.

Es gibt auch viele herrliche Texte aus der jüdischen Überlieferung, aus der Tradition des Sufismus, des Hinduismus und des Buddhismus sowie verschiedener Indianerstämme Amerikas. Aus diesen Quellen kann sicher jeder etwas für das Chanten finden, von dem er fühlt, daß es für seine persönliche Situation geeignet ist.

Holistisches »Toning«

Wir haben bereits das sogenannte »Toning« beschrieben, das
Laurel Elizabeth Keyes in ihrem Buch *Toning: The Creative
Power of the Voice* erklärt und deutet. Wir betrachteten das
»Toning« als eine Methode zur Entspannung des Körpers. Seine
Wirkung ist holistisch.

Nach Keyes fördert »Toning« Heilung und Ganzwerdung auf
verschiedene Weise. Einmal hilft es, die Energiefelder zu reinigen, von denen jeder Mensch umgeben ist. Zweitens wird
dadurch das Unterbewußtsein veranlaßt, mit den im Bewußtsein vorhandenen Vorstellungen zu arbeiten. Zum dritten hilft
es, Harmonie und Gleichgewicht zwischen den Energien von
Körper, Geist und Seele herzustellen.

Seufzen der Seele

Das Seufzen an sich kann eine Äußerung der menschlichen
Seele sein. Es ist aber auch eine biblische Form des Betens. So
wird es beispielsweise in den Psalmen erwähnt, von einigen
Propheten, vom Apostel Paulus und von Jesus selbst.

Es scheint, als ob gerade das Seufzen der Israeliten während
der ägyptischen Gefangenschaft es war, das Gott auf ganz
besondere Weise berührte. Die Psalmisten und Propheten bete-
ten unter Seufzen und Klagen, besonders wenn sie von Schan-
de, Sorge, Unglück und Unterdrückung heimgesucht wurden.
Die Tradition des Wehklagens setzt sich im jüdischen Volk bis
zum heutigen Tag fort, wenn man an die Klagemauer an der
Westseite des Tempels von Jerusalem denkt.

Es heißt in der Bibel über die Heilung eines Taubstummen:
»Jesus ... nahm ihn beiseite ... danach blickte er zum Himmel
auf, seufzte und sagte dann zu dem Taubstummen: Effata!, das
heißt: Öffne dich!« (Mark. 7,34) Das Seufzen war Teil des heilenden Gebetes.

Bei der Beschreibung des Geschehens um Lazarus' Tod heißt
es: »Als nun Jesus sie weinen sah... seufzte er tief im Geiste
und erschütterte sich... und als er dies gesagt hatte, rief er mit
lauter Stimme: Lazarus, komm heraus!« (Joh. 11,33). Es ist, als
ob Jesus sich tief auf sich selbst konzentrieren wollte, ehe er
mit aller Kraft zu Gott betete, damit Lazarus wieder ins Leben
zurückkehre. Fraglos war auch hier Jesu Seufzen ein gebethaf-
ter, spiritueller Akt.

Der Apostel Paulus beschreibt in seinem Brief an die Römer,
daß nicht nur Menschen, sondern die gesamte Schöpfung in
einem Gebet unter Seufzen ihr sehnsüchtiges Verlangen aus-
drückt: »Wir wissen ja, daß die gesamte Schöpfung bis zur Stunde seufzt und in Wehen liegt. Und nicht nur das, ... auch wir
seufzen in uns selbst in der Erwartung der Erlösung unseres
Leibes... Ebenso nimmt sich auch der Geist unserer Schwach-
heit an. Wir wissen ja nicht, um was wir bitten sollen, wie es
sich gehört. Da tritt der Geist selbst für uns ein mit unaus-
sprechlichen Seufzern.« (Röm. 8,22 – 26)

Der nächste Schritt des »Toning«

Nach der Stufe des Seufzens, erklärt Laurel Keyes, neigt die
Stimme dazu, wie eine Sirene emporzusteigen. Vielleicht fällt
sie auch noch einmal und steigt dann aufs neue, das geschieht
so lange, bis sie den Ton erreicht hat, der das Gefühl anspricht.
Sobald man den richtigen Ton gefunden hat, hält man ihn
aus.

Eine »Toning«-Sitzung kann zehn Minuten dauern, aber auch
eine Stunde. Wenn Sie sich im innersten Wesen gereinigt fühlen, wird ein Seufzen ausgestoßen. Das ist das Zeichen, daß Ihre
Seele im Innersten zufrieden ist. Im allgemeinen fühlt man sich
zu diesem Zeitpunkt sehr gut, ist vielleicht sogar von Freude
erfüllt, vertrauensvoll und frei. In diesem Moment ist Ihr
gesamtes Wesen gereinigt und offen.

Laurel Keyes empfiehlt, eine Methode zu suchen, um das gereinigte spirituelle Gefäß der Seele zu füllen. Vielleicht sitzt man still und meditiert, oder man singt ein Lied, das man besonders mag; man kann auch ein Gedicht oder einen Abschnitt aus der Bibel lesen und Gnade und Licht in sich einlassen. Laurel Keyes wird nicht müde, immer wieder ihre Grundüberzeugung zu wiederholen: »Sie können sich eine neue Welt erschaffen – nur durch die Kraft Ihrer Stimme.«

Konzentration spiritueller Energien

Die Stimme kann auch durch Techniken wie das Chanten oder »Toning« dazu genutzt werden, die uns zur Verfügung stehenden Kräfte zu vereinigen und zu konzentrieren. Diese spirituellen Energien kann man dann kreativ einsetzen, um die Umwelt zu verändern, geheilt zu werden, andere zu heilen und das Leben nützlich und angenehm zu gestalten. Der Mensch ist offenbar das einzige Lebewesen, das die Möglichkeit besitzt, sein Leben zu verändern, da er allein Phantasie und die Fähigkeit zur Entscheidung besitzt. Die menschliche Spiritualität ist unser Erbe. Wir sind aufgefordert, unseren Anspruch geltend zu machen.

16. Kapitel

Der Klang im Innern

Die »Innenseite«

Unsere Zivilisation kommt zur Reife. Ein Anzeichen dafür ist es, daß wir beginnen, uns der »inneren Reise« bewußt zu werden.

Der Theologe und Paläontologe Pierre Teilhard de Chardin war der Meinung, daß alle Dinge nicht nur eine »Außenseite« (eine äußerlich sichtbare und fühlbare Eigenschaft, die man messen und untersuchen kann) besitzen, sondern auch eine »Innenseite« (eine unsichtbare, unberührbare spirituelle Qualität, die wahrscheinlich nicht das richtige Betätigungsfeld für wissenschaftliche Messung und Forschung ist).

Auch die Musik hat eine solche »Außenseite« und eine »Innenseite«. Sie hat hörbare Töne und unhörbare Töne. Um die Musik zu einer holistischen Erfahrung werden zu lassen, muß man beide Ton-Arten »hören«-

Dinge, die die meisten Menschen niemals hören

Vor einigen Jahren brachten Byrd Taylor und Peter Parnall ein Kinderbuch heraus, das den Titel trägt *The Other Way to Listen*. Wenn man diese »andere Art des Hörens« kennt, beginnt man Dinge zu hören, die die meisten Menschen niemals wahrnehmen, etwa das Geräusch einer Blüte, die sich öffnet, oder das Murmeln der Steine und das Singen der Berge. Wer es aber lernt, dem scheint es auf einmal das Natürlichste von der Welt.

»Selbstverständlich muß man viel üben«, erklärt eine Gestalt im Buch, »und du darfst keine Eile haben. Du muß wissen, die meisten Menschen hören diese Dinge nie in ihrem Leben.« *The Other Way to Listen* erzählt die Geschichte zweier junger Leute, die nicht nur das Hören lernen, sondern dadurch auch ein neues Verhältnis zur lebendigen Natur finden.

Hören lernen

Der junge Schriftsteller Andy Stone schrieb eine phantastische Geschichte. *Song of the Kingdom* erzählt von einem jungen Musiker, der lernen muß, in die Dinge hineinzuhören. Nachfolgend ein Teil eines Dialoges zwischen Orin, dem Schüler, und Oban seinem Meister.

»Ich möchte nicht, daß du schon an diese Musik (der Instrumente) denkst. Überall um dich herum ist Musik, die mußt du zuerst hören: Die Musik des Baches, die Musik des Waldes.«
»Ich kenne die Musik des Waldes, Meister, den Klang des Windes in den Zweigen.«
»Nein, mein Junge, das ist ein Teil der Musik des Windes. Die Musik des Waldes kannst du nicht ganz so leicht hören. Sie ist die ganze Zeit über da, ob der Wind weht oder nicht. Es ist der Geist des Waldes, das Lied vom Leben in den Bäumen. Es ist ein Lied vom Leben. Jedes Ding hat ein solches Lied in sich, eine Musik, die es durch sein Dasein erzeugt. Der Bach hat sein Lied, ob er fließt oder zugefroren ist. Der Wind hat sein Lied, auch wenn sich kein Lüftchen regt.«

Meister Oban sagt Orin, wenn er in der richtigen Weise lausche, könne er all diese Lieder hören, sogar das Lied seines eigenen Lebens, »die Musik deiner Tage und deiner Augenblicke«. Oban erklärt Orin, er müsse stets auf das Lied seines

Lebens hören, selbst während er Wasser vom Bach holt oder Feuerholz hackt. Der Schüler entgegnet, er sei sicher, daß er niemals eine solche Musik hören würde. Oban antwortet ihm, daß er als Musiker zuerst das Zuhören lernen müsse, ehe er hören könne, und er müsse hören, bevor er sein Instrument spielen könne. »Hör auf, an all das zu denken, was du jemals zuvor gehört hast«, erklärt im Oban.

»Denn die meisten Menschen hören nur ein ganz klein wenig von dem, was zu hören ist. Wenn du erwartest, daß die Lieder der Welt in dich hineinströmen wie das Lied der Vögel in den Wäldern, dann wirst du sie niemals hören. Wie willst du je etwas Neues entdecken, wenn du nichts anderes erwartest als das, was du schon kennst? Stelle keine Regeln auf, nach denen sich die Musik zu richten hat. Höre einfach zu. Höre und lausche . . .«

Der Zauber der Musik

Ist das ganze Gerede über »innere Musik« nichts als ein Teil eines hübschen Märchens? Das Produkt einer schöpferischen Phantasie? Eine Art Wortzauber? Wir wollen sehen, was hinter der Metapher, hinter der Parabel steckt.

Musik besitzt Zauberkraft. Es ist eine magische Kraft, die auch im Alltag wirksam ist. Es ist die wunderbare Kraft des Lebens.

Ist es denn nicht ein Wunder, daß bestimmte Töne den Menschen zum Tanzen, Singen oder Weinen bringen können? Daß sie ihn veranlassen, für eine Sache zu kämpfen oder daß sie ein Gefühl der Liebe und Zärtlichkeit wecken? Ist es nicht wunderbar, daß Musik Spannungen aufheben, den Heilungsprozeß in Gang setzen, Freundschaft wiederherstellen, von Zorn befreien und Mut machen kann?

Ist es nicht wunderbar, daß Musik die Gegenwart Gottes

beschwören, die Empfindung des Einsseins mit der Natur hervorrufen, ursprüngliche Energien freisetzen, die Meditation fördern, das Bewußtsein verändern und uns zu unserem höchsten Ziel rufen kann?

Wenn die Musik tatsächlich eine so wunderbare Kraft besitzt, dann kann ein Musikinstrument in den falschen Händen ein potentiell gefährlicheres Werkzeug sein als eine Axt. Vielleicht ist es kein Zufall, daß manche zeitgenössischen Musiker ihr Instrument als ihre Waffe bezeichnen. Sollte uns das nicht zu denken geben?

Musik als Gabe der Götter

Die Tatsache, daß die Musik und der Musiker eine gewaltige (möglicherweise sogar eine gewalttätige) Kraft darstellen, ist kein Grund, die Musik zu verdammen. Sie sollte vielmehr Anlaß geben, sich die Welt der Musik bis in alle Einzelheiten zu eigen zu machen und sie gründlich zu erforschen. Auch wenn die Musik dem Vergnügen und der Unterhaltung dienen kann, ist sie nicht bloß ein Spielzeug, sondern ganz eindeutig eine Gabe Gottes.

In der griechischen Mythologie heißt es, daß Orpheus von Gott Apollo eine Leier bekam und daß die Musen selbst ihn lehrten, sie zu gebrauchen (daher auch die Bezeichnung »Musik«). Für Orpheus war die Musik dazu da, die Götter zu besingen und zu verehren. Der Sage nach besaß er durch seine Musik die Macht, Menschen, Tiere, Bäume und sogar Steine zu bewegen und zu verzaubern. Wir fangen vielleicht an zu begreifen, wozu Orpheus imstande war, wenn wir uns daran erinnern, daß die Wissenschaftler unserer Zeit davon ausgehen, daß das gesamte belebte und unbelebte Universum seiner Natur nach Schwingung ist.

Es ist eine Tatsache, daß auch die Menschen, Tiere, Bäume und Felsen der Orpheus-Sage im Grunde nichts als eine Anhäufung von in Schwingung befindlichen Atomen und Molekülen waren und daß durch Klangreize die Bewegung dieser vibrierenden Körper verändert werden konnte. Schon ehe Orpheus in die Saiten seiner Leier griff, um einen hörbaren Ton zu erzeugen, schwangen die Saiten (die Atome und Moleküle, aus denen sie bestanden) mit einer unglaublichen Geschwindigkeit.

Der bekannte Chemiker Dr. Donald H. Andrews von der *John Hopkins-Universität* schrieb in seinem Buch *The Symphony of Life*: »Wenn wir nur die richtigen Ohren hätten, dann könnten wir die Atome summen und singen hören.«

Die spirituelle Dimension

Bei der »inneren Musik« handelt es sich jedoch um mehr als nur um in Schwingung befindliche Atome, das wußte Orpheus. Die innere Musik besitzt eine spirituelle und göttliche Dimension.

»Musik ist moralisches Gesetz«, sagt Plato. »Sie ist das Wesen der Ordnung und führt zu allem, was gut, gerecht und schön ist; davon ist sie die unsichtbarer aber dennoch glänzende, leidenschaftliche und ewige Form.«

Plato bezeichnet die Musik als das Reich himmlischer Schwingungen und göttlicher Archetypen. Auch viele andere weise Männer aller Zeiten waren vertraut mit der spirituellen Sprache der Musik. Dazu gehören Pythagoras, Plotin, Martin, Luther, Kierkegaard, Carlyle, Verdi, Mozart, Brahms, Skrjabin und Beethoven.

Der Sufi-Philosoph Al Ghasali schrieb: »Der Sinn der Musik in bezug auf das Verhältnis zu Gott ist es, das Verlangen nach ihm und die leidenschaftliche Liebe zu ihm zu wecken, und Zustände zu schaffen, in denen er sich selbst enthüllt.« die Sufis bezeichnen diese Bewußtseinszustände als Ekstase.

Musik diente schon seit jeher höheren Zwecken und kann diese Funktion wieder übernehmen. Heute sind die großen Werke der Musik im allgemeinen für alle leicht zugänglich.

Obwohl die Musik die Reflexion einer höheren Art von Realität sein kann, schwingt auch in den Tiefen des Bewußtseins eines jeden von uns diese Welt inneren spirituellen Lebens.

Offensichtlich ist nicht jeder Ton und jede Musik, die wir hören, von spiritueller Tiefgründigkeit. Wie können wir erkennen, bis in welche Tiefenschichten eine bestimmte Komposition vordringen kann?

Die »Fourfold Vision« von William Blake

Der Dichter William Blake schrieb im Jahre 1802 das Gedicht *Now I a Fourfold Vision See*. Darin stellt er seine Version einer alten Erkenntnis dar, daß es vier Erkenntnisstufen oder Bedeutungsebenen gibt. Diese vier Erscheinungsformen, Zustände oder eben die »vierfältige Vision«, wie es bei Blake heißt, hat man im Zusammenhang mit der Poesie, der Literatur, mit biblischen Texten usw. betrachtet. Beim Menschen finden sich Analogien zu dieser Vierteilung, wenn man an die entsprechenden Ebenen der Phantasie, der Kreativität, des Bewußtseins und der Strukturen formaler Logik denkt.

In seinem inhaltsreichen Artikel *Music and Fourfold Vision* weist der Psychologie-Professor Joel Funk darauf hin, daß Blakes Vierfältigkeit auch eine Entsprechung in den allgemeinen Strukturmerkmalen der klassischen westlichen Musik besitzt.

Die erste »Vision«

Die erste Wahrnehmungsebene beschränkt sich auf das, was das physische Auge zu sehen ermöglicht. Sie spiegelt die Welt so, wie wir sie in allgemeiner Übereinstimmung als real bezeichnen. Die Blume ist eine Blume, ein Tisch ist ein Tisch, ein Tintenklecks ist ein Tintenklecks. Diese einfache Sicht der Dinge zeigt ihre vordergründige Bedeutung. Wenn ein Komponist oder ein anderer Künstler ein Werk aus dieser Sicht heraus schafft, erklärt Funk, dann »wiederholt das Ergebnis einfach bereits existierende Formen, bestenfalls mit einer ganz geringfügigen Variation.« Diese Komponisten sind immer noch fest im gegenwärtigen Kultursystem verankert und stellen dessen Autorität nicht in Frage. Ein großer Teil der populären Musik, der Folklore, Country und Western, Blues und Rock gehören in diese Kategorie, ebenso geistliche Musik, die vielleicht die spirituellen Bedürfnisse einigermaßen befriedigen kann, die aber musikalisch vollkommen linear und zeitgebunden ist.

Funk behauptet, daß die erste Klavierkomposition Beethovens, die er im Alter von zwölf Jahren schrieb und die niemals eine Opus-Nummer erhielt, auf dieser ersten Ebene liegt.

Die zweite »Vision«

Sie umfaßt erste imaginative Einflüsse, das Erkennen einer allegorischen Bedeutung, die unter der Oberfläche zum Vorschein kommt. Auf diese Weise sieht man etwa eine Wolkenformation als Schafherde oder als das Gesicht eines bekannten Politikers; ein Tintenklecks kann zwei Tänzer darstellen, zwei Studenten oder zwei Mönche im Gebet. Sie bemerken, daß diese bildhaften Vorstellungen immer noch von bereits vorhandenen Stereotypen bestimmt sind. Hier werden keine kulturellen Grenzen überschritten, es kommt nichts grundlegend Neues hinzu.

Man könnte an dieser Stelle einige musikalische Beispiele aus der populären Musik anführen, die sich ein wenig außerhalb der allgemeinen Gleise bewegen, zum Beispiel *The Syncopated Clock* und *Trumpeter's Holiday* von David Rose, oder Michel Legrands *What Are You Doing the Rest of Your Life?* Aus dem Bereich der Klassik gehören nach Funks Meinung die frühen Klaviersonaten und Streichquartette Beethovens in diese Kategorie.

Die dritte »Vision«

Sie geht über das Bestehende hinaus, ja sie übersteigt sogar die Grenzen der unserer Kultur zugrundeliegenden Imagination. Der Künstler der dritten Ebene ist der erste, der wirklich bewußt schöpferisch tätig ist. Er hat damit begonnen, an Bereiche außerhalb des bewußten Ich zu rühren. In der künstlerischen Arbeit zeigen sich Anzeichen von Spontaneität, die bewußte Kontrolle ist gelockert, aber »das Werk bleibt immer noch *diesseits* des Transpersonalen, obgleich gelegentlich ein kurzer Blick auf höhere Bedeutungsebenen möglich wird«.

Nach Funk ist Beethovens *Eroica* und das meiste aus seiner zweiten Schaffensperiode dieser Kategorie zuzurechnen. »Während man Arbeiten der ersten und zweiten Ebene allein durch handwerkliches Geschick zustandebringen kann«, erklärt Funk, »erfordert Musik der 'dreifachen Vision' die Beteiligung unbewußter Prozesse und kann daher nicht überzeugend 'vorgetäuscht' werden.«

Jede Komposition der dritten Ebene hat einen ganz spezifischen Charakter. Hat man ihn einmal erkannt, kann man dieses Werk immer deutlich von jeder anderen Komposition auch des gleichen Künstlers unterscheiden. Diese Musik der dritten Ebene wird manchmal als »orphische Musik« bezeichnet. Sie scheint die gültigen Normen wie Linearstruktur, Thema und Durchführung, harmonische Progression und die persönliche

Emotionalität hinter sich zu lassen. Orphische Musik benutzt die nichtlinearen, zeitlosen Strukturen eines Daseins in seliger Wonne.

Die vierte »Vision«

Sie geht noch einen Schritt über das vorher Beschriebene hinaus. Es ist die zustiefst transpersonale Vision, die charakteristisch ist für den Mystiker, den Seher, den Propheten. Ihre Emotionen sind von urbildlicher Kraft: Entsetzen, Ehrfurcht, Ekstase, Verlassenheit, Einheit, Harmonie. Sie wirkt im seelischen Bereich.

Auf dieser Ebene überläßt sich der Komponist einer höheren Kraft. Als Mozart einmal gefragt wurde, wie er denn komponiere, soll er geantwortet haben: »Gott spricht zu mir, und ich schreibe es auf.« Brahms, Beethoven und viele andere haben dem Sinn nach das gleiche gesagt.

Beethovens großartige *Missa Solemnis* ist das Beispiel eines Werkes dieser Stufe. Funk ordnet in diese Kategorie auch die folgenden Werke ein: Alexander Skrjabin, *Poème de l'Ecstase;* Bruckners *Große Messe Nr. 3 f-moll;* Bachs *Messe in h-moll;* die *8. Sinfonie* von Gustav Mahler; das *Requiem* von Fauré; *Tod und Verklärung* von Richard Strauss und Pachelbels *Kanon in D.* Außerdem erwähnt er Werke von Wagner, Bloch, Morales, Victoria, Delius, Howhaness, Ravel, Debussy, Vaughn Williams, Palestrina, Gesualdo, Ives, Holst und Messiaen.

New Age-Musik und die vierte »Vision«

Als einzigen New Age-Komponisten dieser Kategorie nennt Funk Steven Halpern. Er weist ausdrücklich auf die *Zodiac Suite* hin. Funk ist der Meinung, daß Komponisten des *New Age* Musik geschaffen haben, die »in der Tat sehr schön, entspannend, friedlich und manchmal sogar himmlisch ist«, doch »beschleicht ihn ein unruhiges Gefühl«, daß einem großen Teil dieser Musik dennoch die wahre Transzendenz und Transpersonalität fehle. Es bestätigt aber, daß Musik der dritten und vierten Erkenntnisebene imstande ist, höhere Energien freizusetzen.

Komponisten, Interpreten und Zuhörer, die sich auf dieser vierten Ebene wohlfühlen, beweisen, daß die »Innenseite« dieser Musik allen wunderbare Perspektiven eröffnet, die bereit sind für die spirituelle Reise in die innere Landschaft. »Die Meisterwerke jeder Komponisten, deren Begabung die vierte 'Vision' mit einschließt, öffnen uns den strahlenden Glanz des Daseins«, schließt Joel Funk. »Wenn wir ihre Werke hören, werden wir in bis dahin ungesehene Sphären versetzt und finden, zumindest zeitweise, zur Ganzheit.«

17. Kapitel

Ton-Meditation

Die Wahrnehmung Gottes

»Die Anwendung von Musik mit dem Ziel der spirituellen Vervollkommnung und Heilung der Seele, die in früheren Zeiten weit verbreitet war«, schreibt der sufistische Meister Hazrat Inayat Khan, »ist heute nicht mehr im gleichen Ausmaß festzustellen. Musik ist zu einem Zeitvertreib geworden, zu einem Mittel, Gott zu vergessen, anstatt Gott wahrzunehmen.«

Im letzten Jahrzehnt ist das Interesse an Meditation wieder gestiegen. Allerdings scheint eine große Zahl der Menschen, die sich heute mit Meditation beschäftigen, nicht in erster Linie an der Wahrnehmung Gottes interessiert zu sein. Sie betrachten die Meditation als eine Entspannungsmethode und eine Technik zur Streßbewältigung. Für manche ist Meditation vor allem eine Art Vorsorgemedizin, für andere wieder das Tor zu klarem Denken und Kreativität. Sie meditieren, weil sie hoffen, daß ihnen dadurch Ideen für Bücher, Artikel, Predigten, Vorlesungen, Seminare und dergleichen einfallen.

Wenn man auch alle diese Begründungen akzeptieren kann, so muß doch deutlich gemacht werden, daß der eigentliche Sinn der Meditation in allen spirituellen Traditionen der Welt darin besteht, ganz im Dasein gegenwärtig zu sein. Dieses »Dasein« kann die Seele des Meditierenden sein, aber auch die Seele oder der spirituelle Bereich eines anderen, der Geist Gottes, das Fundament des Lebens, der Daseinsgrund oder das alles zusammen.

Gefühle und innere Bewegungen, die nach der Überlieferung

der Meditation zugeschrieben werden, sind spiritueller Art: etwa Friede, Freude, Liebe, Glaube, Einheit, Lobpreisung, Dankbarkeit und dergleichen.

Jemand prägte das Wort, daß *ein* Meditierender den Zorn von ein*hundert* Menschen aufwiegen kann.

Durch geeignete Musik wird das Bewußtsein leichter in einen meditativen Zustand versetzt, in dem spirituelle Gefühlsreaktionen wahrscheinlich sind. Man kann damit ein akustisches Umfeld schaffen, das es dem Meditierenden möglich macht, in Berührung mit seiner Seele zu kommen, dem integralen Bestandteil des Selbst. Besteht eine Verbindung zur eigenen Seele, dann ist das Gottesbewußtsein nicht mehr weit.

Geistliche Musik

Man hat seit jeher eine Verbindung zwischen der Musik und der Gegenwart Gottes empfunden. Es haben nicht nur die großen Komponisten religiöse Themen und Texte zur Grundlage ihrer Arbeiten genommen (denken Sie nur an die großen Messen und Requien), sondern auch auf niedrigerer Ebene wurde oft eine Verbindung zwischen dem Ton und dem Göttlichen gesehen. Es geht dabei um natürliche Geräusche, etwa das Meeresrauschen, das Heulen des Windes oder den Donnerschlag, aber auch um die Glocke oder den Gong.

Meditation mit Musik

In allen Kulturen haben die Menschen die Musik dazu verwendet, den Zugang zur Meditation und zu religiösen Erfahrungen zu erleichtern. Musik dieser Art ist vor allem für die gemeinschaftliche Verehrung und Anbetung komponiert worden, manches ist auch für den individuellen Gebrauch geeignet. Die Musik hat die Aufgabe, die spirituelle Erfahrung tiefer und intensiver zu gestalten.

Wir haben bereits einige Möglichkeiten kennengelernt, wie man die Musik zur Förderung des spirituellen Weges einsetzen kann. Nachfolgend einige einfache Hinweise für die Meditation mit Musik. Es spielt dabei keine Rolle, welche Meditationstechnik man bevorzugt.

Ehe die Musik beginnt, nimmt man eine bequeme Position ein und wird ruhig in Körper, Geist und Seele. (Die meisten Menschen haben ihre eigene Methode, sich zu entspannen und ruhig zu werden. Meist helfen schon ein paar tiefe Atemzüge.) Nehmen Sie wahr, daß Sie sich in Gegenwart Ihrer eigenen Seele und in der Gegenwart Gottes befinden. Bekennen Sie, daß Ihr Tun eine heilige Handlung ist. Fühlen Sie im voraus Dankbarkeit für die Gabe der Musik und die Energien, die sie vielleicht in Ihnen freisetzen wird. Dann überlassen Sie sich einfach der Musik, ohne die Interpretation oder die Qualität der Aufnahme kritisch zu betrachten.

Während die Musik erklingt, entspannen Sie sich vollkommen. Fühlen Sie, wie die Musik über Sie hinweg und in Sie hinein fließt. Öffnen Sie sich den heilenden und energiespendenden Schwingungen, die in Sie eindringen. Lassen Sie Ihren Körper die Musik genießen. Lassen Sie Ihre Phantasie aktiv auf den Tonreiz reagieren. Lassen Sie Ihre Seele von der Musik davontragen.

Wenn die Musik vorüber ist, bleiben Sie einige Minuten still. Lassen Sie noch einmal an sich vorüberziehen, was in Ihrem Körper, in Ihrer Phantasie, Ihren Emotionen und in Ihrer Seele geschehen ist.

Viele, die mit Musik meditieren, führen ein Tagebuch, um die wichtigsten Einzelheiten ihrer Erfahrungen zu notieren. Manche bevorzugen es, irgend eines der inneren Bilder oder ein Gefühl, das während der Meditation aufgetreten ist, zu zeichnen oder zu malen. Wieder andere haben Freude daran, in angemessener Art zu tanzen oder sich zu bewegen, um auszudrücken, was während der Meditation geschehen ist.

Das Wichtigste dabei ist, daß Sie eine Möglichkeit finden, ein Geschenk, das Ihnen während des Meditierens zuteil geworden ist, auf die normale Bewußtseinsebene zu übertragen, damit es hier zu Ihrer Freude und Ihrem Nutzen sowie zur Freude und zum Nutzen anderer wirksam werden kann. Bei einem solchen Geschenk kann es sich um Energie, Erkenntnis, Heilung oder Einsicht handeln.

Die Annahme der Gaben

Die linke Seite des menschlichen Gehirns hat die Neigung, das Geschehen linear aufzunehmen. Sie weiß nicht gut mit solchen Geschenken umzugehen, sie kann vor allem deren Wert nicht richtig einschätzen. Ihre eigentliche Funktion besteht darin, daß Aufgenommene zu identifizieren und einer Kategorie zuzuordnen. Diese Gehirnhälfte arbeitet logisch und rational. Der linken Hemisphäre für sich allein fehlt die Tiefe zur Meditation.

Im Gegensatz dazu besitzt die emotionale und imaginative rechte Hemisphäre die Tendenz, alles aufzunehmen, was ihr angeboten wird. Sie nimmt die Gaben aber nicht nur auf, sondern stellt sie auch in größere Zusammenhänge. Sie hat die Fähigkeit des Wiedererkennens.

Zu den Gaben, die häufig bei der Meditation auftauchen, gehören die auf dem Weg über die Phantasie erscheinenden Bilder, Symbole, Gesten und Farben. Das einfachste Geschenk dieser Art ist die Farbe.

Meditation und Farbe

Licht und all die Farben, aus denen es besteht, drückt sich in Schwingungen aus. Wollten wir die Farben in der Sprache der Musik erklären, dann liegen die Harmonien der Farbe um ungefähr 40 Oktaven höher als der hörbare Ton.

Ein Beispiel: Schwingungen von 1000 Hertz sind gut hörbar. Erhöht man die Schwingungen auf 2000 Hertz, bedeutet das eine Oktave höher. Verdoppelt man wiederum auf 4000 Hertz, ist das die nächste Oktave usw. Das normale Klavier umfaßt ein wenig mehr als sieben Oktaven. Nehmen wir an, man könnte die Klaviatur um weitere 35 oder 50 Oktaven erweitern, dann würden beim Anschlagen der höchsten Oktaven Farben anstatt hörbare Töne erzeugt werden.

Die Farben, die wir um uns haben, scheinen den ganzen Menschen zu beeinflussen, nicht nur Körper und Geist, sondern auch die Seele. Deshalb haben Licht, Farbe und Ton eine starke Wirkung auf die Meditation, bei der wir nach Ganzheit und nach dem Höchsten in uns streben.

Obgleich es zahlreiche Methoden gibt, Meditation, Musik und Farbe miteinander zu verbinden, wollen wir uns hier nur mit wenigen beschäftigen. Sie sollen ein erster Hinweis sein. Vielleicht finden Sie Ihre eigene Technik, Musik und Farbe für Ihre spirituelle Entwicklung zu nutzen. Dieses Buch bietet genügend Grundlageninformation.

Zu den einfachsten Methoden, die synergistische Wirkung von Ton und Farbe zu aktivieren, gehört die Konzentration auf die sieben Hauptenergiezentren des Körpers. In der Überlieferung des Ostens bezeichnet man sie als Chakras; auch im Westen hat sich dieser Name durchgesetzt. Kürzlich wurde von Ärzten, unter anderem von William McGarey vom A.R.E. Medical Center, die Bezeichnung »Neuro-hormonale Energieumwandler« gebraucht.

Ganz gleich, welchen Namen wir ihnen geben: Man hat mit wissenschaftlichen Mitteln nachgewiesen, daß genau an den Stellen, die für die alten Yogis und die chinesischen Akupunkteure seit jeher die stärksten spirituellen Energiezentren darstellen, eine auffällige Veränderung im Energiepotential an der Oberfläche der Haut stattfindet.

Für unsere Zwecke reicht es aus zu wissen, daß jedes dieser

Energiezentren mit einem eigenen Ton der Tonleiter und mit einer speziellen Farbe des Regenbogens in Verbindung steht. Außerdem ist zu bedenken, daß es einen Zusammenhang gibt zwischen der siebenstufigen Tonleiter der Musik, den sieben Farben des Regenbogens und den sieben spirituellen Energiezentren. Die Zahlengleichheit scheint mehr als Zufall zu sein.

Aus Erfahrung weiß ich, daß sich während der Meditation die Ton- und Farb-Resonanz über die eigentlichen Energiezentren hinaus horizontal um dieses Gebiet herum verbreitet. Mit anderen Worten: Wenn man auch nur in die Nähe einer solchen Stelle kommt, wird eine positive Reaktion erfolgen. Die Offenheit, die durch die gleichzeitige Aktivierung von Farbe, Ton und Energiezentren entstanden ist, zieht Energie an und ist ein Kanal für diese Energie.

Die *Spectrum*-Meditation

Diese Übung ist auf die Musik der *Spectrum Suite* abgestimmt.

Als Vorbereitung zur Meditation nehmen Sie eine bequeme Haltung ein. Die Wirbelsäule soll gerade bleiben. Sie können sitzen, stehen oder auf dem Rücken liegen. Atmen Sie ein paarmal tief durch, bis Sie vollkommen entspannt sind. Jetzt setzt die Musik ein.

Während die Musik erklingt, versuchen Sie nicht, ihre musikalische Struktur zu analysieren oder vorwegzunehmen, sondern lassen Sie einfach Körper, Geist und Seele mit dem Klang dahinströmen. Sie können sich auch vorstellen, daß Sie von der Musik umspült, gebadet oder massiert werden.

Die Aufnahme besteht aus sieben Teilen von jeweils etwa drei Minuten Länge. Während des ersten Teils, der auf dem Grundton C beruht, konzentrieren Sie Ihre Aufmerksamkeit auf den unteren Teil der Wirbelsäule, dem ersten Energiezentrum. Hören und fühlen Sie, wie die Töne dieser Musik in diesem Gebiet Resonanz erzeugen. Wenn Sie wollen, können

Sie sich vorstellen, daß dieser Bereich Ihres Körpers von Schwingungen in einem reinen Rot umgeben ist. Sie sind von lebenspendender Energie erfüllt.

Mit Beginn des zweiten Teils (er steht im Grundton D) richten Sie ihre Aufmerksamkeit auf das zweite Energiezentrum unterhalb des Nabels. Nehmen Sie Ihre Phantasie zu Hilfe. Konzentrieren Sie sich auf die Farbe Orange und nehmen Sie die Vitalität und Kraft und das Selbstbewußtsein wahr, die dadurch hervorgerufen werden.

Beim dritten Teil mit dem Grundton E konzentrieren Sie sich auf die Gegend um den Solarplexus. Visualisieren Sie die Farbe Gelb und öffnen Sie sich den Kräften des Mutes und des Verzeihens. Dazu gehört auch, sich selbst zu verzeihen.

Sobald der vierte Teil mit dem Grundton F beginnt, konzentrieren Sie sich auf den Herzbereich. Tauchen Sie ein in das Grün, während Sie die Kraft der bedingungslosen Liebe sich selbst und anderen gegenüber willkommen heißen.

Mit dem fünften Teil (Grundton G) visualisieren Sie die Farbe Himmelblau im Bereich des Halses. Lassen Sie die Willenskraft in Ihrem Leben wirksam werden.

Wenn der sechste Teil mit dem Grundton A beginnt, konzentrieren Sie sich auf die Mitte der Stirn. Beobachten Sie, wie dieser Bereich in ein tiefes Blau getaucht wird. Öffnen Sie sich der Gnade der Weisheit.

Mit Beginn des siebten und letzten Teils (Grundton B) richten Sie die Aufmerksamkeit auf den Scheitel. Visualisieren Sie dort die Farbe Violett und heißen Sie die Kraft des Gottesbewußtseins willkommen.

Wenn die Musik zu Ende ist, bleiben Sie noch einige Minuten in diesem Zustand der erweiterten Wahrnehmung. Genießen Sie die Gegenwart Ihrer eigenen spirituellen Natur. Drükken Sie Ihre Dankbarkeit in einer angemessenen Weise aus. Sobald Sie bereit sind, wieder in das normale Wachbewußtsein zurückzukehren, werden Sie sich wahrscheinlich entspannt und erfrischt fühlen. Dieses Baden in spiritueller Energie kann am Morgen oder am Abend durchgeführt werden, aber auch immer dann, wenn Sie spüren, daß Sie es nötig haben. Für manche wird es zu einer täglichen Übung.

Ich habe es als nützlich empfunden, eine Kurzfassung dieser Spektrum-Einstimmung durchzuführen, wenn einmal keine Musik zur Verfügung steht oder die zwanzig Minuten für den vollständigen Meditationsablauf fehlen. Die Reihenfolge bleibt dann die gleiche, die Meditation dauert aber insgesamt nur zwei Minuten. Man konzentriert sich dabei kraft des Geistes auf die entsprechenden Energien, auch wenn die Kassette nicht abläuft. Natürlich ist dann die Wirkung nicht so intensiv, aber ein etwas geringeres Maß an innerer Harmonie ist immer noch besser, als ganz darauf zu verzichten.

Es gibt außerdem eine Variante dieser Meditation, die eher religiös orientiert ist. Dabei wird eine Beziehung zwischen den sieben Energiezentren und den sieben Bitten des Vaterunsers hergestellt. Die Musik dieser *Centering Meditation* stammt von Steven Halpern, das gesprochene Wort von Louis Savary.

Vorbereitung auf die Stille

Obwohl ein starkes spirituelles Erlebnis von einer musikalischen Erfahrung begleitet sein kann, wird es Zeiten der Meditation und des Gebetes geben, zu denen man die vollkommene Stille bevorzugt. Aber auch dann können Sie die Musik nutzen, um sich auf die tiefe Stille vorzubereiten, um Körper und Geist zur Ruhe zu bringen und Ihre Seele der Gegenwart des Göttlichen zu öffnen.

Die Musik, die sich dafür eignet, ist etwas ganz Persönliches. Wenn Sie entdecken, welche Musikstücke Sie auf die wahre Stille vorbereiten, dann fertigen Sie eine Liste an und spielen Sie diese Werke oft. Während Körper und Geist sich an diese Stücke gewöhnen, lernen sie, immer schneller darauf zu reagieren und werden schließlich spontan den erwünschten Zustand der Stille erzeugen.

Stille

»Stille ist die große Offenbarung«, sagt Lao Tse. Um die Offenbarung zu empfangen, die von der Stille ausgeht, muß man zuerst ganz in dieser Stille aufgehen. Stille ist nicht nur die Abwesenheit von Geräuschen und Lärm, sondern ein ganz bestimmter eigener Bewußtseinszustand.

Es ist nicht leicht, den Zustand der Stille zu erreichen, behaupten die geistigen Lehrer. Dennoch scheint die Stille eine notwendige Voraussetzung für höhere Formen des Gebets und der Meditation zu sein.

In unserer lärmerfüllten Kultur ist es fast unmöglich geworden, die äußeren Ohren zu verschließen, den ständig umherschweifenden Geist im Zaum zu halten und den unaufhörlichen Aufruhr des Herzens zur Ruhe zu bringen. Stille gehört nicht zu den Anliegen und Bedürfnissen unserer Zeit. Viele, die tiefe Stille gesucht haben, erschrecken dann davor, geraten in Panik und fliehen.

R. Murray Schafer hat in der zeitgenössischen Literatur nach Bezügen zu Klang und Stille gesucht. Er fand in den veröffentlichten Werken selten einmal eine positive Charakterisierung der Stille. »Die in letzter Zeit gebrauchten näheren Bestimmungen zu diesem Wort«, schreibt Schäfer, »lauten: ernst, bedrückkend, totengleich, dumpf, unheimlich, schrecklich, düster, brütend, ewig, schmerzhaft, einsam, schwer, verzweifelt, bange, beängstigend, alarmierend.«

Das ist nicht die Art von Stille, die von Frieden, Zufriedenheit, Erfüllung begleitet wird. Es ist nicht die Stille, die das Tor zur göttlichen Gegenwart ist. Viele Schriftsteller unserer Zeit scheinen noch niemals die Stille empfunden zu haben, die die

Einheit des innersten Wesens mit Gott, mit den anderen Menschen und mit der ganzen Welt anzeigt.

Der indische Mystiker Kirpal Singh schreibt über die Stille: »Es heißt, wenn es keinen Ton gibt, dann gibt es auch kein Hören. Aber das heißt nicht, daß das Gehör seine Bereitschaft verloren hat. Tatsächlich ist es so, daß das Ohr außerordentlich wach ist, wenn kein Ton da ist. Ist aber ein Ton da, dann ist das Hören seiner Natur nach am wenigsten entwickelt.«

Wenn es keinen hörbaren Ton gibt, dann nimmt die Seele mit äußerster Wachsamkeit die unhörbaren Schwingungen des Universums auf. Wenn es keinen hörbaren Ton gibt, ist die Seele außerordentlich aufnahmebereit für die Stimme Gottes. In der Stille zeigt die Seele die größte Bereitschaft zum Hören.

Hörbare und unhörbare Musik

Die letzte Frage, die sich bei der Ton-Meditation stellt, lautet: Ist es möglich, daß bestimmte Musik schon durch sich selbst eine mühelose Bewußtseinserhebung in spirituelle Bereiche ermöglicht? Kann Musik an sich helfen, eine Gesellschaft oder eine Kultur spirituell zu verändern?

Ist es möglich, daß bestimmte archetypische Kombinationen von Frequenzen und Resonanzen genetisch vorprogrammierte Reaktionen auslösen können, die den Hörer reinigen, sensibilisieren und erheben?

Ist es möglich, daß solche Kombinationen von den Komponisten und Interpreten erlernt und angewandt werden können, um die Kraft selbstloser Liebe und Fürsorge, den Sinn für Kooperation und für Gerechtigkeit und ein Bedürfnis nach friedlichen und fruchtbaren menschlichen Beziehungen anzuregen?

Selbst wenn es möglich wäre, eine solche Musik zu komponieren: Wären wir auch in der Lage, sie wirklich zu hören, das heißt, könnten wir sie mit Körper, Geist und Seele aufnehmen?

Auf einer bestimmten Daseinsebene ist uns allen bewußt,

daß es eine Musik gibt, die unser Begriffsvermögen übersteigt, die aber darauf wartet, gehört zu werden. Wir wissen, daß es möglich ist, sie zu hören. Und dennoch gibt es nur wenige, die sie je gehört haben. Vielleicht hören zu wenige zu. Vielleicht brauchen wir, wie der Musikschüler Orin, einen Meister, der uns daran erinnert:

> »Wenn du erwartest, daß die Lieder der Welt in dich hinein-strömen wie das Lied der Vögel in den Wäldern, dann wirst du sie niemals hören. Wie willst du je etwas Neues entdek-ken, wenn du nichts anderes erwartest als das, was du schon kennst? Stelle keine Regeln auf, nach denen sich die Musik zu richten hat. Höre einfach zu. Höre und lausche ...«

Vielleicht ist das Zuhören der Schlüssel.

Als ein Geiger sich einst bei Beethoven beklagte, eine von ihm komponierte Kadenz sei unmöglich auszuführen, soll der große Komponist gesagt haben: »Wie kann ich mich um eure menschlichen Grenzen kümmern, wenn ich versuche, mit mei-nem Gott zu sprechen?«

Vielleicht hat es unsere Generation weniger nötig, mit Gott zu sprechen, als auf Gott zu hören. Die wahre Ton-Meditation ruft uns auf, so zu hören, daß es unsere kulturellen Grenzen überschreitet. Sie lädt uns ein, auf Gott zu hören, auf das ewige Lied seines Königreiches.

Welches wären die Merkmale solch göttlicher Musik?

Jeder Ton, den Gott hervorbringt, wäre bereits vor unserer Geburt in uns hineingelegt. Er würde während unseres ganzen Lebens unaufhörlich und unverändert erklingen und würde noch über unseren Tod hinausgehen. Ein solcher Ton, so bemerkt Schafer, würde von uns als Stille empfunden. Es ist nicht die Stille der Leere, des Vakuums, sondern die positive und volltönende Stille der ewigen Musik.

Kann man eine solche Stille hören?

Ja.

Anhang

Es gibt keine Möglichkeit, im voraus mit Sicherheit zu erkennen, ob eine spezielle Aufnahme »alternativer« Musik für die persönlichen Bedürfnisse geeignet ist oder nicht. Was dem einen nützt, kann sich für einen anderen als vollkommen ungeeignet erweisen. Die Empfehlung bestimmter Aufnahmen wird außerdem durch die Tatsache erschwert, daß in vielen Fällen ein Künstler ein Band produziert, das mit unseren Zielen übereinstimmt, danach ein anderes, das sich hervorragend für andere Formen der Unterhaltung eignet, und dann schließlich eines, das vielleicht besser gar nicht herausgekommen wäre.

Was soll der Hörer tun? Es gibt für den Anfang mehrere Möglichkeiten. Fragen Sie Freunde und Bekannte, ob sie eine Empfehlung in dieser Hinsicht geben können. Vielleicht werden Sie überrascht sein, wie gut mancher diese Musik kennt. Oft zögert man aber, darüber zu sprechen, weil man fürchtet, dann als »überspannt« zu gelten. Vereinzelt findet man solche Musik auch im Rundfunk. Es ist typisch, daß man sie meist nur spät nachts hört. Wenn aber immer mehr Hörer fordern, sie auch zu besseren Zeiten zu bringen, wird sie unweigerlich häufiger gesendet werden.

Eine dritte Möglichkeit: Suchen Sie in holistisch orientierten Zeitschriften nach Angeboten. Sie können aber auch bei Ihrer Lokalzeitung anregen, einmal einen kleinen Artikel zu veröffentlichen, entsprechende Empfehlungen zu geben und über die neuesten Entwicklungen auf diesem Gebiet zu berichten.

Im allgemeinen ist an dieser Musik überhaupt nichts »Überspanntes«. Sie ist einfach »anders« als das meiste, was wir bisher gehört haben. In zwanzig Jahren könnte diese Musik sehr wohl als die zeitgenössische »klassische« Musik der achtziger Jahre gelten.

Die Kritiker haben Beethoven, Wagner und Strawinsky zu ihrer Zeit vorgeworfen, sie würden die »klassische« Musik zugrunde richten. Heute erkennen wir selbstverständlich, daß diese Komponisten neue Strömungen einleiteten und keineswegs Zerstörung brachten. Das gleiche wird möglicherweise eines Tages von einem Großteil der in diesem Buch beschriebenen Musik gesagt werden. Vielleicht gibt es auch an Ihrem Wohnort schon ein Schallplattengeschäft, das diese Art von Musik führt. Wenn nicht, dann regen Sie an, sie ins Sortiment aufzunehmen.

Als ich im Jahre 1975 meine eigene Schallplattenfirma gründete, habe ich meine Aufnahmen mit mehr Erfolg in solchen Geschäften angeboten, die bereits an ganzheitlicher Lebensweise interessiert waren, also in Reformhäusern und entsprechenden Buchläden. Inzwischen bieten in den USA viele solche Geschäfte eine gute Auswahl von Tonaufnahmen an. Auch bei Fachmessen und Ausstellungen, die sich mit Ganzheitsmedizin, Umweltproblemen usw. beschäftigen, kann man oft einen Stand finden, der über neue Musik orientiert.

Im allgemeinen bietet aber der Versandhandel die größte Auswahl. Als ich 1976 meinen ersten Katalog herausgab, war es der einzige dieses Fachgebiets. Inzwischen stehen dem Hörer immer mehr Möglichkeiten zur Verfügung.

Die alternative Hit-Liste

Aufgrund der subjektiven Reaktionen einer großen Zahl von Hörern wollen wir Ihnen helfen, eine eigene Sammlung wirksamer Platten und Kassetten zusammenzustellen. Wir nennen Ihnen die Musiker, die den größten Zuspruch fanden. Es sind:

Kitaro (mit Silk Road)
Steven Halpern (Dawn)
Paul Horn (Inside)
Iasos (Interdimensional Music)
Emerald Web (Valley of the Birds)
Deuter (Haleakala)
Georgia Kelly (Seapeace)
Paul Winter (Common Ground)
William Aura (Auramusic)
Mark Allen and Friends (Summer Suite)
Dallas Smith (Stellar Voyage)
Schawkie Roth (You are the Ocean)
Daniel Kobialka (Timeless Motion)
Michael Stearns (Morning Jewel)
Paul Warner (Waterfall Music)
Environments (Ultimate Seashore)
Solitudes (Spring Morning on the Prairies)
George Winston (Autumn)

Allerdings treten immer wieder neue Künstler an die Öffentlichkeit. Es ist also nicht leicht, auf diesem Gebiet ständig auf dem laufenden zu sein, zumal neue Produktionen wie Pilze aus dem Boden schießen. Es ist auch zu bedenken, daß diese Musik ihrer ganzen Natur nach nie »altmodisch« werden kann. Sie wird sich nie abnutzen, wie das bei den Schlagern in den Hit-Listen der Fall ist. Viele dieser Aufnahmen kann man Jahr für Jahr immer wieder hören.

Von den folgenden Künstlern hat jeder eine Anzahl verschiedener Platten oder Kassettten herausgebracht. Manche davon werden Ihnen besser als andere gefallen, aber jeder stellt auf seine Weise einen außergewöhnlichen Aspekt der neuen Musik dar:

William Aura
Paradies (Paradise)
Gesang des Herzens (Heartspace)
Zeitlos (Timeless)
Rising Sun (Sommer Suite)
Sonniger Tag (Lovely Day)
Rising Sun (Blütenblätter)

Steven Halpern
Morgendämmerung (Dawn)
Abendstimmung (Eventide)
Lauschen in die Ewigkeit (Hear to Eternity)
Präludium (Prelude)
Flüstern im Wind (Whisper on the Wind)
Ägypten: Klang und Stille (Egypt: Sounds and Silence)
Reise in die Zeit (Corridors of Time)
Die Ringe des Saturn (Rings of Saturn)
Behaglichkeit (Comfort Zone)
Spectrum Suite
Zodiac Suite
Starborn Suite
Lullabies and Sweet Dreams
Orientalischer Friede (Eastern Peace)
Echos aus alter Zeit (Ancient Echoes)
Zeitlos (Timeless)
Letting go of Stress

Paul Horn
Inside the Magic of Findhorn
Inside the Great Pyramid
Jupiter 8
China
Heart to Heart

Kitaro
  Ten kai

Daniel Kobialka
  Traumreise (Dream Passage)
  Duft eines Traumes (Fragrance of a Dream)
  Zeitlose Bewegung (Timeless Motion)
  Kosmische Ekstase (Cosmic Ecstasy)
  Sonnenreich (Sun Space)

Schawkie Roth
  Regenbogen (Rainbow Ray of the Masters)
  Du bist das Meer (You are the Ocean)

Zu diesem Thema sind außerdem noch lieferbar:

Aeoliah
  Licht des Tao (The Light of Tao)
  Geheimes Heiligtum (Inner Sanctum)

Joachim Ernst Berendt
  Nada Brahma – Die Welt ist Klang

Jon Bernoff – Marcus Allen
  Atem (Breathe)

Cusco
  Virgin Islands
  Island Cruise – Inselfahrt
  Flüstern der Götter (Apurimac)

Peter Davison
  Blick zu den Sternen (Star Gazer)
  Wald (Forest)

Schweben (Glide)
Gebirge (Mountain)
Music on the Way (Musik unterwegs)

Dario Domingues
Die Reise des Yaghan ist zu Ende
Exodus south of Rio Grande

Willi Dunn
The Pacific
Sweet Grass

Tom Ehrlich
Sunstar

J.D. Emmanuel
Klänge aus dem Regenwald (Rain Forest Music)

Peter Michael Hamel
Transition

Michael Jones
Seascapes
Pianoscapes

Ric Kaestner
Musik zur Massage (Music for Massage)

David Lanz
Klänge des Herzens (Heartsounds)

Gabriel & Riley Lee
Satori

Gabriel Lee
Ein anderes Paradies (Another Paradise)

Sam McClellan
  Musik der fünf Elemente (Music of the Five Elements)

Prof. Josef Otto Mundigl
  Elektronische Musik

Judith Pintar
  Geheimnisse vom Stein (Secrets from the Stone)

I. Ramm-Bonwitt
  Yoga Nidra – Der Schlaf der Yogis

Oskar Schellbach
  Das mentale Training

George Tortorelli
  Heilender Wind (Medicine Wind)
  Trance Mission

Michael Vetter
  Overtones, Voice & Tambura

Richard Warner
  Stille des Herzens (Quiet Heart)

Stephen Winfield
  In den frühen Morgenstunden (In the early Hours)
  Waldblume (Forest flower)
  Stille Anmut (Quiet Grace)

Stephanie Wolff
  Obertöne

Die Anrufung Allahs

Die Reise zum Herrn der Macht

Laß Deine Angst los

Heile Dich

Music Mantras

Planeten-Meditation

Relax-Training: Progressives Entspannungs-Training mit Yoga

Autogenes Training
Durch Autogenes Traning zu Ausgeglichenheit
und Harmonie

Literaturhinweise

Berendt, Joachim Ernst: Nada Brahma – Die Welt ist Klang. Insel Verlag

Diamond, John: Der Körper lügt nicht. Verlag für Angewandte Kinesiologie, Freiburg im Breisgau.

Hamel, Peter Michael: Durch Musik zum Selbst – Wie man Musik neu erleben und erfahren kann. dtv und Bärenreiter Verlag.

Jenny, Hans: Kymatik. Wellen und Schwingungen in ihrer Struktur und Dynamik. Heinz Moos Verlag, München; Copyright 1967 by Basilius Presse AG, Basel.

Ostrander, Sheila und Nancy, und Schroeder, Lynn: Leichter lernen ohne Streß – Superlearning. Scherz Verlag, Bern und München.

Rudhyar, Dane: Die Magie der Töne – Musik als Spiegel des Bewußtseins. Scherz Verlag, Bern, München und Wien.

Teilhard de Chardin, Pierre: Der Göttliche Bereich. Walter Verlag Olten und Freiburg im Breisgau.

Teilhard de Chardin, Pierre: Der Mensch im Kosmos. C.H. Beck, München.

Tompkins, Peter, und Bird, Christopher: Das geheime Leben der Pflanzen. Fischer Taschenbuch Verlag Frankfurt am Main.

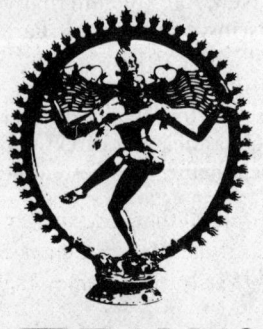
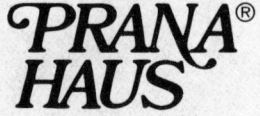

esotera-Taschenbücherei im Verlag Hermann Bauer

Ibn Arabi · Reise zum Herrn der Macht
144 Seiten mit 10 Kalligraphien; kart. ISBN 3-7626-0610-2
Ein Sufi-Lehrbuch über die Übung der Einsamkeit. Ibn Arabi ruft
den, der den mystischen Weg der Sufis gehen will, dazu auf, sein
Herz zu reinigen und eins zu werden mit seiner inneren Essenz. Das
ist der einzig sichere Weg, ohne Schaden das Ziel zu erreichen: den
Herrn der Macht.

Archarion · Von wahrer Alchemie
256 Seiten mit 19 Zeichnungen; kart. ISBN 3-7626-0600-5
Die Bereitung des Steins der Weisen im Innen und Außen, in Theorie und Praxis. Mit dem »Testament der Bruderschaft des Gold-
und Rosenkreuzes«.

Dhirendra Brahmachari · Yoga hilft heilen
240 Seiten mit 143 s/w-Abb.; kart. ISBN 3-7626-0607-2
Übungen, die eine starke positive Wirkung auf den gesamten Organismus haben. Dem Schüler wird die Möglichkeit gegeben, seinen
ganzen Körper durchzutrainieren.

Harry Edwards · Geistheilung
240 Seiten; kart. ISBN 3-7626-0603-X
Eine umfassende Darstellung des Geistheilungsgeschehens, die
zeigt, wie die Geistheilung die tieferen psychosomatischen Ursachen vieler Krankheiten beheben kann.

Arthur Findlay · Beweise für ein Leben nach dem Tod
288 Seiten; kart. ISBN 3-7626-0601-3
Das Phänomen der »Direkten Stimme« als Verbindungsweg zwischen Diesseits und Jenseits. Antworten auf die Fragen: Gibt es ein
Leben nach dem Tod? Sehen wir unsere Verstorbenen eines Tages
in irgendeiner Form von Jenseits wieder?

Verlag Hermann Bauer · Freiburg im Breisgau

esotera-Taschenbücherei im Verlag Hermann Bauer

Michel Gauquelin · Kosmische Einflüsse auf menschliches Verhalten
288 Seiten mit 37 Zeichnungen; kart. ISBN 3-7626-0606-4
Neue sensationelle Entdeckungen: Zwischen dem Berufserfolg
eines Menschen und dem Stand der Planeten in seiner Geburts-
stunde gibt es eine Beziehung. Charakterliche Tendenzen zur
Geburt unter einer bestimmten Planetenkonstellation sind erb-
lich.

Gert Geisler (Hrsg.) · New Age – Zeugnisse der Zeitenwende
208 Seiten; kart. ISBN 3-7626-0608-0
Anthologie wichtiger Beiträge aus fünf Jahren aktueller Berichter-
stattung der Zeitschrift *esotera:* Dokumente des Umdenkens, der
Bewußtseinsveränderung, der Transformation zu einer neuen
Zeit.

Gert Geisler (Hrsg.) · Paramedizin – Andere Wege des Heilens
240 Seiten; kart. ISBN 3-7626-0612-9
Eine Anthologie der besten Berichte aus *esotera* über alternative
Konzepte und Methoden zur Wiederherstellung einer positiven
Gesundheit.

Ingrid Ramm-Bonwitt · Yoga Nidra – Der Schlag der Yogis
144 Seiten mit 17 Abb. und 8 Zeichn.; kart. ISBN 3-7626-0615-3
Ein Weg zur Bewußtwerdung des Selbst, der Körper, Seele und
Geist in einer selten vollkommenen Weise verbindet und zu
bewußtseinstranszendenten Erlebnissen führen kann.

Sam Reifler · Das I Ging-Orakel
352 Seiten mit 64 Zeichnungen; kart. ISBN 3-7626-0605-6
Der Welt ältestes System der Zukunftsvorhersage, neu dargestellt
und ausgelegt für die praktische Anwendung durch den modernen
Menschen.

Verlag Hermann Bauer · Freiburg im Breisgau

esotera-Taschenbücherei im Verlag Hermann Bauer

Lu K'uan Yü · Geheimnisse der chinesischen Meditation
304 Seiten; kart. ISBN 3-7626-0613-7
Selbstgestaltung durch Bewußtseinskontrolle nach den Lehren des
Ch'an, des Mahāyāna und der taoistischen Schulen in China.

Hildegard Schäfer · Stimmen aus einer anderen Welt
320 Seiten; kart. ISBN 3-7626-0604-8
Eine Zusammenfassung all dessen, was bisher auf dem Gebiet der
Tonbandstimmen erforscht wurde. Gleichzeitig eine allgemein verständliche und instruktive Anleitung für eigene Experimente.

Hans Sterneder · Tierkreisgeheimnis und Menschenleben
432 Seiten mit 94 Zeichn.; kart. ISBN 3-7626-0602-1
Die Beziehungen zwischen der Sonnenbahn durch die Kraftfelder
des Tierkreises und dem Geschehen im Reich des Lebens sowie ihr
Einfluß auf die geistige, charakterliche und körperliche Entwicklung des Menschen.

Hans Sterneder · Der Wunderapostel
480 Seiten; kart. ISBN 3-7626-0609-9
Ein Einweihungsroman, dessen Gedankenfülle die Vergangenheit
der Menschheit bis in die Uranfänge kosmischen Werdens erhellt
und von dem der Dichter Ludwig Huna einmal sagte, daß man »ein
Leben lang von der Schönheit, Weisheit und Tiefe dieses Werkes
nicht mehr loskommt«.

Johannes Zeisel · Entschleierte Mystik
240 Seiten; kart. ISBN 3-7626-0611-0
Der moderne Weg von der Magie zur mystischen Erleuchtung –
Die psychologischen Tatbestände des Bewußtseins – Die magi-
schen Phänomene der Halluzination und Imagination – Gebet und
Meditation bis zu der Grenze, die das Bewußtsein als »Nichts«
erfährt und nicht zu überschreiten vermag.

Verlag Hermann Bauer · Freiburg im Breisgau

Verlag Hermann Bauer · Freiburg im Breisgau

Harish Johari

Das große Chakra-Buch

Übungen, Praktiken und Farbmeditationen
zur Selbstverwirklichung und Erweckung der Kundalini

128 Seiten, 10 ganzseitige, 4fbg. Kunstdrucktafeln, 2 × 8 ganzseitige Vorlagen zum Ausmalen, Ganzleinen

Das Wissen um die Existenz der Chakras ist seit Jahrtausenden ein fester Bestandteil des indischen Glaubens. Dieses Buch erklärt ihren tatsächlichen Ursprung und ihre Wirkungsweisen. Darüber hinaus bietet es eine praktische Anleitung zur Selbstverwirklichung und zur Erweckung der Kundalini.

Ziel dieses Buches ist es, das Wesen der nicht-materiellen Chakras zu verstehen. Durch die bildliche, symbolische Darstellung in diesem Buch bekommt der Leser sozusagen eine Brücke gebaut, die es ihm erleichtert, dieses östliche Gedankengut zu verstehen. Das Ausmalen der Bilder ist ein wichtiger Bestandteil des Buches, denn durch die aktive Beschäftigung mit den einzelnen Chakras vertiefen sich Erkenntnis und Wissen ganz automatisch.

Durch die intensive Beschäftigung mit der Materie verstärken sich in hohem Maße die innere Ruhe und Konzentrationsfähigkeit; das Verständnis für die mitmenschlichen Probleme und Schwierigkeiten wächst, und es fällt leichter, Frieden zu erlangen und die Funktionen des Geistes zu kontrollieren. Damit der Mensch sich selbst verwirklichen kann, muß er sich erst selbst erforschen. Dafür bietet dieses Buch eine für jeden praktisch ausführbare und verständliche Methode.

Verlag Hermann Bauer · Freiburg im Breisgau

Verlag Hermann Bauer · Freiburg im Breisgau

Paul Brunton

Das Überselbst

6. Auflage, 365 Seiten, gebunden

Paul Brunton hat in seinem Buch *Das Überselbst* den schweren Versuch unternommen, den jahrhundertealten, im östlichen Teil der Welt auch heute noch geübten Brauch des Sich-Versenkens, um an den eigentlichen göttlichen Kern zu gelangen, auch für den westlichen Menschen fruchtbar zu machen. Er schlägt in diesem Buch, das keine Lehre im üblichen Sinn, sondern nur ein Hinweis sein soll, einen Bogen, unter dem alle Menschen der Erde und ebenso alle Religionen beheimatet sein können, denn er begnügt sich nicht mit der Kenntnis der äußeren Erscheinungsformen oder mit der Definition der Unterschiede.

Brunton geht von der uralten Sehnsucht und Sucht des Menschen nach dem Ewigen, Bleibenden aus, das unabhängig ist von der Zeit und der Körperlichkeit. Er weiß, daß es für den westlichen, rastlos tätigen Menschen schwierig ist, diesen Weg der Selbsterkenntnis und des Sichselbstfindens zu gehen, aber er zeigt auch, daß er bei gutem Willen für jeden möglich ist: durch die Beherrschung des Atems, der Gedanken und der Gefühle, durch die Meditation, wie sie seit Jahrhunderten von den Yogis geübt wird. Die Übungen, die er vorschlägt, sind unseren westlichen Gegebenheiten und Bedürfnissen weitgehend angepaßt, für jeden verständlich und leicht nachzuvollziehen.

Paul Brunton, einer der besten Kenner der indischen Seele, legt uns hier ein Werk vor, in dem er die indischen Yoga-Lehren für den Menschen des Westens nicht nur erfaßbar, sondern auch anwendbar macht. Er verspricht sich von der richtigen Anwendung dieser Lehre die innere Gesundung des Menschen und der Menschheit.

Verlag Hermann Bauer · Freiburg im Breisgau

Verlag Hermann Bauer · Freiburg im Breisgau

Yoga-Nidra-Kassette,

besprochen von Ingrid Ramm-Bonwitt

Zwei typische Yoga-Nidra Übungen, die auf dieser Kassette besprochen werden, bieten Ihnen die Möglichkeit, Spannungen abzubauen und die Harmonie zwischen Körper, Seele und Geist wiederzuerlangen.

Die Bewußtwerdung der einzelnen Körperteile und die Konzentration auf den Atem bewirken die physische Entspannung, die die psychische vorbereitet.

Die geistige Entspannung wird durch das Hervorrufen der Empfindungen wie Wärme und Schwere und durch das Visualisieren verschiedener Bilder herbeigeführt.

Durch die Anwendung dieser Kassette können Sie zu einer ruhigeren, gelasseneren und optimistischen Haltung im Alltag finden. Die regelmäßige Durchführung der Übungen bewirkt eine Verbesserung der Konzentrations-, Gedächtnis- und allgmeinen Leistungsfähigkeit.

Verlag Hermann Bauer · Freiburg im Breisgau